HOLGER GREINUS

1 SHIATSU

GRUNDLAGEN

KÖRPERHALTUNG
& BEWEGUNG

Satz und Gestaltung:	Verlag Edition Vitalis, Aachen
Photografien:	Text & Bild, Christian Ahrens, Köln
Belichtung & Druck:	Fr. Staats GmbH, Wuppertal
Bindung:	Hunke & Schröder, Iserlohn

Dieses Buch ist

Ron de Koning

gewidmet.

In Erinnerung an seine unvergleichliche Art
Shiatsu mit Herz und Verstand zu praktizieren.

*„Wir müssen nicht immer so weit dehnen.
Bei ihm geht es nicht weiter.
Und er ist auch ein guter Mensch."*

Ron de Koning, 31.10.93 ,
bei der Demonstration einer Dehnung in Münster.

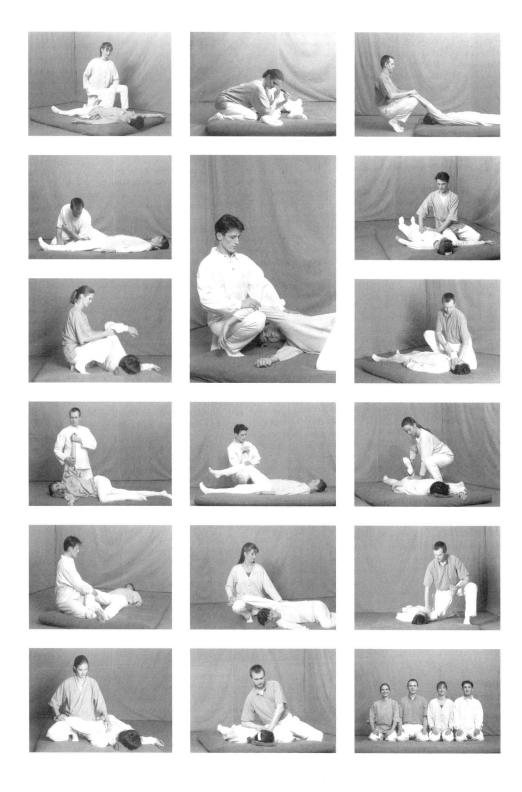

Inhaltsverzeichnis

Vorwort

Noch ein Shiatsu-Buch? Ist das wirklich nötig? Eigentlich nicht, wenn man auf die mehreren Dutzend Bücher zum Thema Shiatsu sieht, die es auf dem deutschen Buchmarkt gibt. Eigentlich aber schon, wenn man ein gutes Fachbuch sucht, das sich intensiv mit einem einzelncn Thema im Shiatsu auseinandersetzt.

Mit diesem Buch möchte ich einen Beitrag zu einem speziellen Thema im Shiatsu leisten: Der **Körperhaltung und Bewegung** des Shiatsu-Praktizierenden. Ich selbst hatte meine allergrößte Mühe damit, eine gute Haltung zu finden. Mein Rücken war krumm, mein Becken unbeweglich und die Füße taten mir anfangs oft weh. Ich war es nicht gewohnt auf dem Boden zu turnen und versuchte alle möglichen Varianten, die mir Linderung versprachen. Mein Shiatsu war in dieser Zeit nicht besonders gut.

Da ich seit einigen Jahren schon *Tai Chi Chuan* praktizierte, war ich es gewohnt, mir einzelne Bewegungsabläufe sehr detailliert anzusehen und das Wesentliche einer Bewegung zu erfassen. Diese Fähigkeit nutzte ich im Shiatsu für mich und untersuchte die einzelnen Haltungen sehr genau. Ich stellte fest, daß es im Shiatsu eigentlich nur vier Grundhaltungen gibt. Alles andere sind Variationen, die sich davon ableiten. Ich fing an diese Grundhaltungen zu üben und nahm dann weitere Variationen dazu. Mit der Zeit fiel mir dies immer leichter und ich konnte mich ganz auf das konzentrieren, was meine Hände taten.

Als ich das *Rheinische Shiatsu Institut RSI* gründete und anfing selber Shiatsu-Kurse zu geben, gab ich mein Wissen an andere weiter. Dabei entdeckte ich, daß es durchaus sinnvoll ist, zunächst die vier Grundhaltungen zu unterrichten und anschließend erst die Variationen hinzuzunehmen. Dies schulte den Sinn für die grundsätzliche Art sich am Körper eines Partners zu bewegen. Es ermöglichte meinen Schülern neue Positionen zu „erfinden", wenn dies in bestimmten Situationen angemessen war, um eine Körperstelle gut erreichen zu können.

Außerdem machte ich eine interessante Entdeckung. Diejenigen meiner Schüler, die eine gute Körperhaltung im Shiatsu einnehmen konnten, waren besser in der Lage, die Meridiane zu finden und ihre Qualität zu beurteilen. Daher fing ich an ganz besonders auf die Körperhaltung zu achten. Dies bietet den Zugang um sehr genau fühlen zu können.

Wie dies zusammenhängt, wurde mir in Gesprächen mit meiner Frau deutlich, die sich als Ergotherapeutin besonders mit der *Sensorischen Integration* befasst. In dieser Therapieform nutzt man das Wissen über die Zusammenhänge der neurologischen Vernetzung zu therapeutischen Zwecken. Mir lieferte diese Theorie die Hintergründe, die meine Beobachtungen bestätigten. Wenn der Körper unnötige Spannung produziert, verliert er seine Fähigkeit sensorische Informationen aufzunehmen. Weil dies aber ein praktisches Buch ist, werde ich die neurophysiologischen Zusammenhänge nur auf einer Seite zusammengefasst andeuten.

Außer dem *Tai Chi Chuan* interessierte ich mich noch für weitere Verfahren der Körperschulung, wie zum Beispiel *Feldenkrais* und *Alexander-Technik*, die ebenfalls wissen, wie sich Körperhaltung verbessern läßt. Sie bestätigten meinen Eindruck, daß jede Bewegung immer aus dem ganzen Körper kommen sollte. Alle Körperteile leisten einen Beitrag, wenn sich ein Detail bewegt. Wenn man als Therapeut die Zusammenhänge versteht, kann man das gezielt einsetzen.

Ich habe hier sicherlich nichts Neues erfunden, sondern habe es nur auf Shiatsu angewendet und praktisch umgesetzt.

So wurde die Leichtigkeit und Präsenz der Körperhaltung das Hauptthema in meinen Shiatsu-Behandlungen und auch in meinen Kursen. Heute muß ich kaum noch auf meine Haltung achten, sie ist meistens automatisch richtig. Im gleichen Maße, wie sich meine Haltung verbesserte, wurden meine Sinne freier für das, was unter meinen Händen geschah. Meine Wahrnehmungsfähigkeiten wuchsen und es entwickelte sich das, was man *Intuition* nennt, die Fähigkeit des unmittelbaren Zugangs. Heute weiß ich, daß eine gute Körperhaltung der beste Schlüssel zum intuitiven Arbeiten ist.

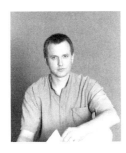

So wünsche ich dem Leser die Entdeckung dieses Zugangs in der Auseinandersetzung mit der eigenen Körperhaltung. Jenseits der Arbeit an den Meridianen kommt zunächst die eigene Ausrichtung, die unser Innerstes bereit macht, sich wirklich einzulassen, oder auch nicht.

Holger Greinus, Mai 2000

Hinweise für Leser

Bei den Bildern auf den nachfolgenden Seiten musste ich mich entscheiden. Sollte ich nur positive Beispiele verwenden, oder soll ich auch zeigen, welche Fehler gerne gemacht werden? Ich entschied mich dafür, auch typische Fehler zu zeigen, damit sie erkannt und vermieden werden können. Auf den einzelnen Seiten plazierte ich die positiven Beispiele meistens in der rechten Spalte und die nicht so gelungenen Varianten in der linken Spalte. Außerdem geht aus dem Text hervor, wie die dargestellte Körperhaltung einzuschätzen ist.

Die zu einem Bild gehörenden Texte stehen meistens daneben. Wenn es sich um ganze Reihenfolgen von Bildern handelt, auf denen ein Ablauf dargestellt ist, liegt der Text davor, damit er die Bildfolge nicht unterbricht. Wenn zwei Bilder zum Vergleich dargestellt sind, liegen sie nebeneinander und die textliche Erläuterung steht darunter.

In den Texten sind oft wegen der Genauigkeit klare Angaben erforderlich gewesen, um wessen Bein oder Arm es sich jetzt gerade handelt. Ich habe lange überlegt, wie ich die beiden abgebildeten Personen nenne. Soll ich hier Shiatsu-Therapeut und Patient sagen? Oder nenne ich sie Shiatsu-Praktiker und Partner? Sind sie Gebender und Nehmender? Ich entschied mich für die Begriffe *Behandelnder* und *Empfangender*. Wenn im Bild ein Mann und eine Frau zu sehen sind, wählte ich entsprechend die männliche und die weibliche Form, also z.B. der Behandelnde und die Empfangende. Wenn im Text von rechts und links die Rede ist, wird damit nicht die Ansicht, sondern die tatsächliche rechte oder linke Seite aus der Sicht der Benannten beschrieben.

In dem allgemeineren Text habe ich auf die ständige Anführung der männlichen wie der weiblichen Form zugunsten der Flüssigkeit des Textes verzichtet und bleibe bei der gewohnten Form.

Dies ist ein Arbeitsbuch, kein Lesebuch. Daher legte ich Wert auf festes Papier und einen soliden Enband. Bitte nutzen Sie es als solches und arbeiten es mit einem Partner durch. Vom Lesen allein läßt sich der Nutzen dieses Buches für Sie nicht ganz erfahren. An einigen Stellen habe ich Sie daher auch direkt aufgefordert, das eine oder andere mal auszuprobieren.

Das Glossar am Ende des Buches erläutert Ihnen die wichtigsten Fachbegriffe, die ich hier verwendet habe, und die im Text *kursiv* gesetzt sind.

Die vier Grundhaltungen

Im Shiatsu gibt es nur vier Grundhaltungen des Körpers. Alles andere sind Variationen. Natürlich benutzt man bei einer Shiatsubehandlung auch viele dieser Variationsmöglichkeiten. Um die richtige Körperhaltung zu beschreiben ist es aber sinnvoll, sich zunächst diese vier Grundhaltungen genauer anzusehen. Zu den vier Grundhaltungen zähle ich:

Seiza, Fersensitz   *Krabbelposition*   *Samuraiposition*   *Froschposition*

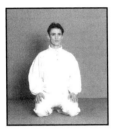 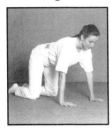 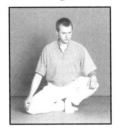 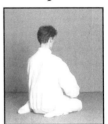

Im Folgenden werde ich diese vier Grundpositionen eingehend beschreiben. Dann zeige ich ein paar Anwendungsmöglichkeiten. Wenn Sie die Grundpositionen beherrschen, können Sie selber Variationen entwickeln, ganz so, wie es der Fluß einer Shiatsubehandlung erfordert. Versuchen Sie daher nicht Shiatsu nur aus den Grundpositionen zu geben, Sie schränken sich damit zu sehr ein. Lernen Sie die Grundpositionen und verstehen Sie, worauf es bei jeder Position ankommt. Spüren Sie in Ihrem Körper nach, wie sich das anfühlt.

Nicht immer wird sich das gut anfühlen. Was ich hier beschreibe sind ideale Positionen. Wenn Sie Probleme mit Ihrer Körperhaltung haben, wird es nicht ganz einfach für Sie sein, eine ideale Position einzunehmen. Sie sollten sich aber bemühen in der Tendenz der Ideallinie zu folgen. Lassen Sie sich Zeit und geben Sie Ihrem Körper die Gelegenheit damit vertraut zu werden.

In der Tradition des Tai Chi Chuan, der ich mich verbunden fühle, heißt ein Leitsatz: ***Der Geist führt, der Körper folgt***. Ich habe es als sehr bereichernd erlebt, zunächst in meinem Geist eine bestimmte Vorstellung von einer Bewegung zu entwickeln, der mein Körper dann folgen konnte. In diesem Buch versuche ich Ihnen eine Vorstellung davon zu vermitteln, daß sich Ihr Körper nach bestimmten Mustern bewegt und es wichtig ist, die für das Shiatsu geeigneten Muster auszuwählen. Je klarer der Geist dies erfassen kann, um so besser wird der Körper folgen können.

Seiza

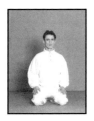 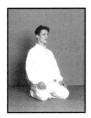 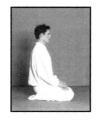 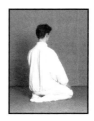 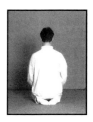

Seiza ist ein japanisches Wort und läßt sich am besten mit *Fersensitz* übersetzen. Im *Seiza* ruht das Becken auf den Fersen. Der Oberkörper wird senkrecht gehalten und gibt sein Gewicht über das Becken und die Füße/Unterschenkel an den Boden ab. In dieser Position ist der Oberkörper sehr ruhig und entspannt, die Arme und der Kopf sind frei beweglich.

Die Unterschenkel und besonders die Füße sind fest auf den Boden gedrückt. Da sich der Spann des Fußes strecken muß und dies für Europäer oft ungewohnt ist, können im Bereich der Fußgelenke und des Spanns Dehnungsschmerzen auftreten. Oder aber eine Abklemmung der Blutzufuhr schmerzt im Gewebe. Hier hilft die langsame Gewöhnung durch Übung. Anfängern empfehle ich eine kleine Kissenrolle, gefüllt mit Kapok oder Buchweizen, unter die Fußgelenke zu legen. Damit ist der Winkel zwischen Unterschenkel und Fuß nicht ganz gestreckt. Dies schafft für den Anfang eine Erleichterung.

Wenn Sie diese Position ausprobieren, halten sie zunächst Ihre Knie geschlossen. Wenn Sie sich nun aus dem Oberkörper bewegen, können Sie gleichzeitig in Ihrem Körper Gegenbewegungen wahrnehmen.

Neigt sich z.B. der Oberkörper im Bereich von den Schultern seitlich nach rechts, verkürzen Sie ihre rechte Seite im Bereich der unteren Rippenbögen. Außerdem rollen Ihre Unterschenkel seitlich in entgegengesetzter Richtung nach links und befördern damit Ihr Becken auch leicht in diese Richtung. Der Kopf neigt zusätzlich zur linken Schulter. Sie spüren: Es finden kompensatorische Bewegungen statt, die es Ihnen erst ermöglichen, sich seitlich nach rechts zu neigen.

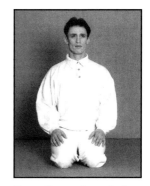

Der Abstand zwischen den Knien ist zu gering.

Öffnen Sie nun Ihre Knie so weit, daß zwei bis drei Faustbreiten dazwischen Platz haben. Probieren Sie nun die gleiche Neigung aus dem Oberkörper und nehmen

Sie wahr, was sich verändert hat. Durch die geöffneten Knie hat der Rumpf eine breitere Basis und er neigt nicht mehr zu Ausgleichsbewegungen, wenn die Schulterpartie sich bewegt. Heben Sie dazu Ihr Becken auf der linken Seite leicht an und verlagern Sie Ihr Gewicht auf den rechten Unterschenkel.

Öffnen Sie nun Ihre Knie extrem weit. Wenn Sie nun die gleichen Bewegungen aus dem Oberkörper machen, können Sie in Ihrem Rücken eine stärkere Anspannung spüren. Ihr Becken hebt sich mit an und kann das Gewicht nicht mehr entspannt an die Beine und den Boden abgeben.

Schauen wir uns an was passiert, wenn der Knieabstand nicht breit genug gewählt wurde.

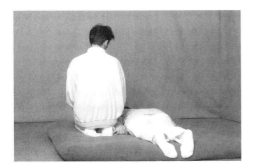 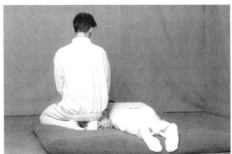

In beiden Positionen ruht das Becken auf den Unterschenkeln, der Oberkörper ruht auf dem Becken. Nur der Kopf bewegt sich seitlich mit Blickrichtung zur Empfangenden.

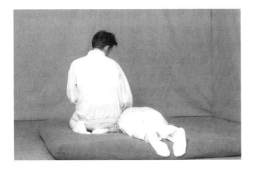 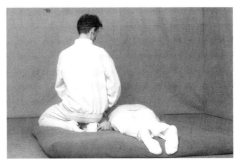

Der Oberkörper versucht ohne Unterstützung nach rechts zu drehen, denn das Becken bleibt sitzen. Dabei zieht sich der Behandelnde auf der Vorderseite zusammen und verkürzt sich.

Das Becken hebt auf der linken Seite etwas an. Es unterstützt dadurch die Rotation im Oberkörper nach rechts. Der Oberkörper bleibt gestreckt. Das Gewicht verlagert mehr auf rechts.

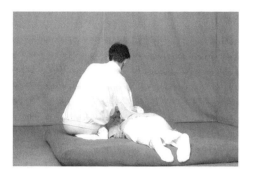

Die Hände gehen zur Empfangenden. Hier rollen zum Ausgleich die Unterschenkel etwas nach links und das Becken folgt.

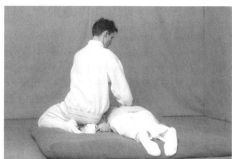

Wenn die Hände dazu kommen, neigt und dreht sich der Oberkörper leicht nach rechts. Das ausgestellte linke Knie bietet dem Becken eine stabile Basis.

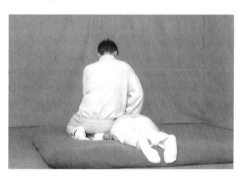

Wenn das Becken keine Unterstützung bietet, ist der Behandelnde gezwungen zu drücken.

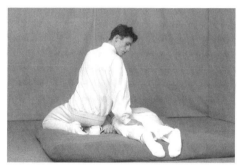

Mit ein bißchen Übung können Sie in den Schultern sehr weit drehen, ohne ihre Basis verändern zu müssen.

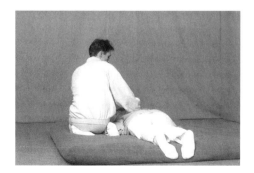

Hier bietet der Oberkörper keine unterstützende Bewegung. Die Arme haben keine Kraft.

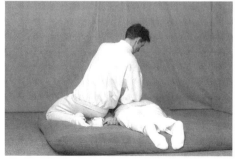

Wenn der Behandelnde seinen Unterarm auf dem Kreuzbein ablegen will, braucht er sich nur mehr zu neigen.

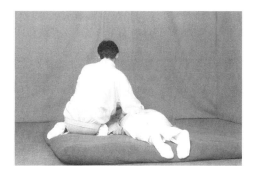

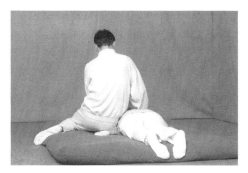

Keine Verbesserung bringt die *Froschposition,* bei der man zwischen den Fersen sitzt. Das Becken kann sich so nicht mehr seitlich bewegen und die Arme erhalten nicht die Unterstützung vom Oberkörper, die sie hier bräuchten. Der Druck kann also nur noch aus den Armen kommen.

Statt das Knie seitlich auszustellen, bevorzugen manche das Ausklappen des Fußes. Der Oberkörper kann dann in einem Spannungsbogen aufrecht gehalten werden, der durch ein Zusammenziehen der linken Körperseite erzeugt wird. Die Arme werden so aber auch nicht genügend unterstützt.

Wenn die Arme die volle Unterstützung durch den Oberkörper bekommen, wird der Druck durch das Verlagern des Körpergewichts erzeugt. Das Verlagern allein reguliert den Druck. Die Hände brauchen nicht zu drücken, weil das Gewicht vom Oberkörper über die Arme bis in die Hände wirkt.

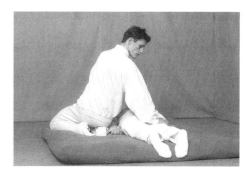

Im *Seiza* ist der Körper grundsätzlich so zu bewegen, daß er einen Großteil seines Gewichtes mühelos nach unten an den Boden abgibt. Ein kleiner Teil des Gewichtes wird variabel genutzt und unterstützt die Hände durch das Verlagern. Entscheidend für dieses Zusammenspiel ist das Becken. Es nimmt den Großteil des Körpergewichtes auf und leitet es weiter an den Boden. Vom Becken aus kommt aber auch die Neigung des Oberkörpers durch ein leichtes Anheben einer Hüftseite. So kontrolliert das Becken die Gewichtsverteilung und entscheidet, wieviel Druck in den Händen am Körper des Empfangenden erzeugt wird. Man spricht deshalb auch davon, daß die Bewegung aus dem *Hara*, der Körpermitte im Unterbauch, kommen muß.

Der Erstkontakt auf dem *Hara* in *Seiza*.

Eine typische Position zu Beginn. Die
Knie sind leicht geöffnet, das Gewicht
ist schon etwas auf das rechte Bein verlagert. Die Hände ruhen auf der Seite,
die der Empfangenden zugewandt ist.
Der Behandelnde ist bereit sich der
Empfangenden zuzuwenden und beide sind schon in Kontakt.

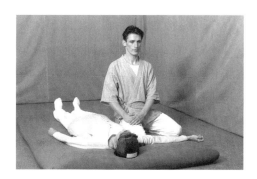

Eine leichte Drehung nach rechts und
der Behandelnde ist mit seiner ganzen
Aufmerksamkeit bei der Empfangenden. Gleichzeitig hebt der Behandelnde die linke Hüfte leicht an und erreicht so eine leichte Neigung. Das Gewicht verlagert sich dabei mehr auf das
rechte Bein und die rechte Ferse.

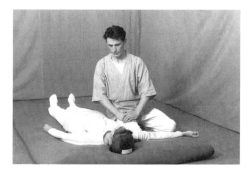

Die Hände kommen dazu. Der Oberkörper hat sich überhaupt nicht verändert. Die Hände können ohne Spannung abgelegt werden und das tun,
wozu sie an dieser Stelle plaziert werden: zu Fühlen, was sich im *Hara* zeigt.

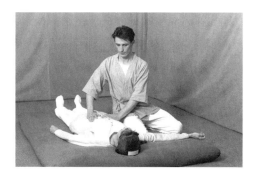

Will man das *Hara* mehr von außen
umfassen, braucht der Behandelnde die
linke Hüfte nur leicht anheben und der
Oberkörper neigt sich etwas mehr.
Durch die geöffneten Ellbogen wird
nun der Druck des Gewichtes stärker
seitlich übertragen. Das darf man aber
nicht übertreiben, er ist hier am Limit.

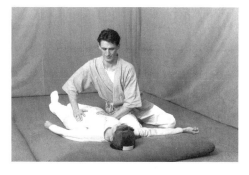

Ein Versuch auf dem *Hara* anzukommen.

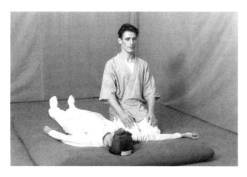

Zur Einstimmung versucht sich der Behandelnde zu sammeln. Er sitzt zentriert und hält seine Knie und seinen Oberkörper geschlossen.
In dieser Phase sollte der Behandelnde sich bereits auf den anderen einstimmen. Man sieht deutlich, daß beide voneinander getrennt sind.

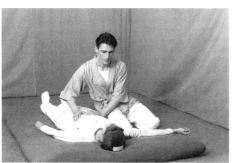

Wenn nun der Behandelnde sich der Empfangenden zuwendet und die Hände auf das *Hara* legt, baut er in dieser Position eine starke Spannung auf seiner linken Körperseite auf. Da die Knie nicht weit genug geöffnet sind, braucht er diese Spannung als Kompensation, sonst würde er sich zu stark abstützen.

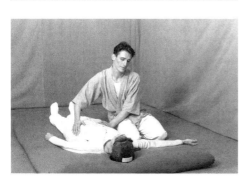

Um sich noch leichter mit den Händen auf dem *Hara* zu bewegen, wird in diesem Bild die kompensatorische Gegenspannung auf der linken Seite durch den Kopf verstärkt: Der Kopf zieht unterstützend nach links.

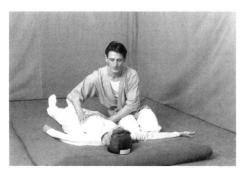

In diesem Bild macht der Rücken die Ausgleichsbewegung und spannt stark an. Auch der Kopf geht zurück. Der Oberkörper neigt sich zwar vor, als wollte er Gewicht in die Arme bringen. Durch die geöffneten Ellbogen wird aber kein Gewicht auf das *Hara* übertragen. Also viel Arbeit, wenig Nutzen.

Wenn der Oberkörper die Hände nicht mehr ausreichend unterstützt.

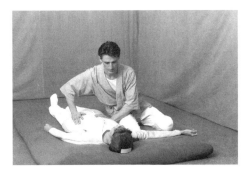

Wenn die Ellbogen zu weit geöffnet werden und die Neigung des Körpers zu stark wird, kann kein Gewicht mehr vom Oberkörper in Richtung der Arme und Hände gebracht werden. Die Hände müssen jetzt „zupacken", die Schultern heben sich etwas an, und der Nakken gerät unter Spannung.

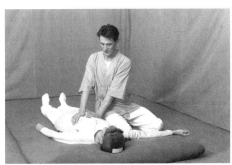

Wenn der Oberkörper sich zu kraftvoll streckt, kann dies dazu führen, daß sich die Arme durchstrecken und die Schultern blockieren. Jetzt wird die Berührung von der Empfangenden als relativ hart erlebt. Der Behandelnde fühlt eher seine eigene Anspannung, als die Qualität unter seinen Händen.

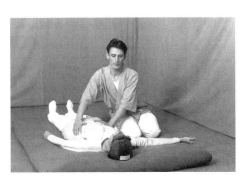

Wenn die Knie geschlossen sind und der Oberkörper sich streckt, wird die Haltung insgesamt instabil, weil die breite Basis fehlt. Die Bewegungsfreiheit ist stark eingeschränkt. Die Hände haben keine Unterstützung durch den Oberkörper. Dieser hat genug Mühe damit nicht umzufallen.

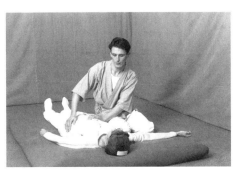

Zum Ausgleich wird dann noch zusätzlich das Becken etwas nach rechts und die Schultern etwas nach links verschoben. Dadurch fixiert der Körper sich und wird relativ unbeweglich. Die linke Körperseite steht unter Spannung, die Atmung ist in der linken Körperhälfte eingeschränkt.

Besondere Beachtung im *Seiza* verdient die Stellung der Füße.

Im *Seiza* bleiben die Zehen grundsätzlich zusammen. Die Knie sind geöffnet und das Gewicht wird hauptsächlich auf ein Bein verlagert. Dies gibt dem Becken sowohl Stabilität als auch Beweglichkeit. Beides zugleich ist Voraussetzung für Drehungen, Neigungen und Rotationen im Oberkörper.

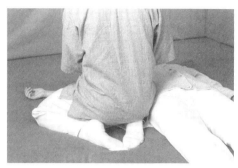

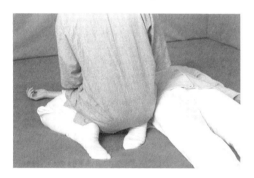

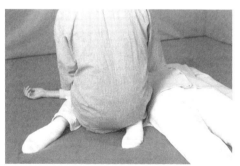

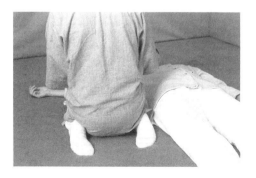

Bleiben die Zehen nicht zusammen, fehlt dem Becken die Unterstützung. Der Oberkörper reagiert zwangsläufig durch eine kleine Ausgleichsbewegung. Wenn dem Oberkörper eine kompensatorische Ausgleichsbewegung aufgenötigt wird, kann er die Arme und Hände nur noch teilweise unterstützen.

Wenn das Knie nicht ausgestellt wird, stellen manche den einen Fuß heraus. Auch das ist keine ausreichende Unterstützung für das Becken als Träger des Oberkörpers. Diese Haltung erzeugt sehr viel Spannung auf der Vorderseite des Körpers und klemmt den Bauch ein.

Zwischen den Fersen zu sitzen ist eine andere Position: die *Froschposition*. Sie wird noch als letztes der vier Grundhaltungen beschrieben. Für seitliches Arbeiten ist sie völlig ungeeignet, weil das Becken hierbei auf dem Boden sitzt und nur leicht vor und zurück kippen kann.

Variationen von *Seiza.*

Bei beweglichen Empfängern kann diese Dehnung des *Lungen-Meridians* in Seitenlage versucht werden. Die Unterschenkel rollen leicht auseinander. Dadurch stützt ihr linkes Knie seine Schulter und das rechte Knie dehnt mit der rechten Hand am Handgelenk. Die linke Hand ruht an der Schulter.

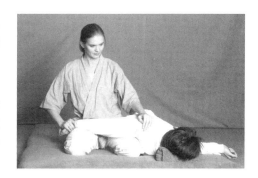

Bei der Arbeit am Unterschenkel kann sich der Behandelnde das ausgeklappte Bein der Empfangenden auf seine Oberschenkel legen. Der Einsatz des rechten Unterarms erfolgt nun durch ein Neigen des Oberkörpers aus dem Becken nach vorne. Die Unterschenkel rollen nur leicht nach links.

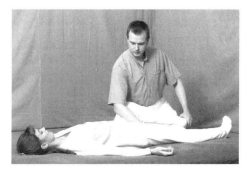

Hier arbeitet der Behandelnde mit seiner rechten Hand auf Zug. Den Oberkörper nimmt er zurück, den rechten Ellbogen senkt er leicht nach unten. Die Knie bleiben ruhig und brauchen hier nicht seitlich zu rollen.
Die linke Hand kann durch die Dehnung am Fuß die Arbeit verstärken.

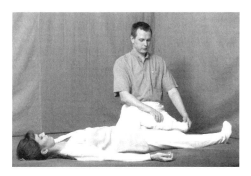

Um die Dehnung des Armes zu unterstützen, stellt hier der Behandelnde seinen linken Fuß vollflächig auf. Mit seinem linken Knie hat er Kontakt in der linken Ellbogenbeuge. Die Körperbewegung des Beckens nach links überträgt sein linkes Bein durch diesen Kontakt direkt auf seinen linken Arm.

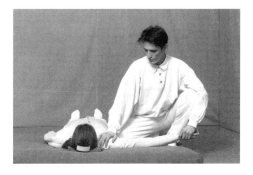

Krabbelposition

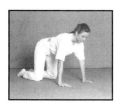 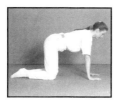 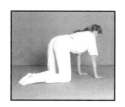 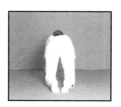

Die *Krabbelposition* ist bei den meisten Anfängern im Shiatsu die beliebteste Position. Vielleicht deshalb, weil sie uns vertraut ist aus unseren Kindertagen.

In der *Krabbelposition* stehen die Oberschenkel und die Arme senkrecht zum Boden. Auf diese Weise geben sie das Körpergewicht am besten an den Boden ab. Der Abstand der Knie zueinander sollte schulterbreit sein. Der beste Abstand der Hände zueinander ist auch die Schulterbreite, er kann aber leichter ohne Nachteile variiert werden. Wenn die Hände näher zusammen sind als Schulterbreite oder wenn sie über Kreuz arbeiten, ist es wichtig darauf zu achten, daß die Ellbogen die Schulterbreite behalten. Sonst wird man in den Schultern zu eng.

Machen Sie einige einfache Experimente. Bewegen Sie ihren Oberkörper in der *Krabbelposition* vor, zurück und zu beiden Seiten. Wenn Sie dabei schulterbreit zwischen den Knien und den Händen stehen, dürfte Ihnen das kaum Probleme bereiten. Das sieht sofort anders aus, wenn Sie Ihre Knie nahe zusammenbringen und die gleichen Bewegungen des Oberkörpers versuchen. Bringen Sie auch noch ihre Hände zusammen, wird es schwierig, so zu stehen.

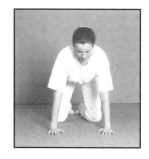

Abstand der Knie und Hände schulterbreit.

Wählen Sie nun einmal die doppelte Schulterbreite zwischen den Knien und zwischen den Händen. Dann versuchen Sie die rechte Hand zu heben, dann die linke und dann abwechselnd ein Knie. Sie merken: Auch wenn drei Punkte noch am Boden sind, es ist schwer den vierten anzuheben. Probieren Sie das gleiche mal mit schulterbreiten Armen und Beinen, es kostet Sie viel weniger Mühe.

Ich sehe es immer wieder, daß Shiatsu-Praktiker in der *Krabbelposition* die Fußballen aufsetzen. Das bringt keinerlei Vorteil. Es erhöht nur die Spannung in den Beinen und im unteren Becken. Lassen Sie die Füße entspannt und leicht gestreckt liegen.

Die Haltung des Rückens in der *Krabbelposition.*

In der normalen *Krabbelposition* ist der Rücken nur ganz leicht durchgebogen. Diese sanfte Lordose ist physiologisch durch die Stellung der Lendenwirbel vorgegeben. Die Oberschenkel und die Unterarme stehen möglichst senkrecht und geben das Körpergewicht direkt an den Boden ab.

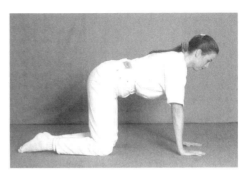

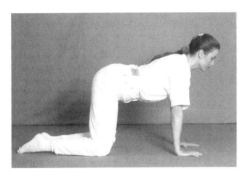

Wenn die Lordose im unteren Rücken stärker ausgeprägt ist, weist dies meistens auf eine erhöhte Spannung der Muskulatur des Rückens hin. Die Rückenstrecker ziehen aber nicht nur in der Lendenwirbelsäule. Sie ziehen bis in den Nacken und damit den Kopf zurück und wirken bis in die Schultern.

Shiatsu-Praktiker mit starker Lordose der Lendenwirbelsäule neigen dazu die Knie näher zu den Händen zu bringen. Das entspannt ihren unteren Rücken. Besser wäre es allerdings, wenn der untere Rücken sich streckt und auf solche kompensatorischen Ausgleichsbewegungen verzichtet werden kann.

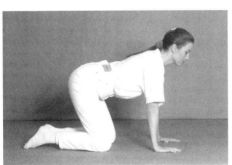

Der Rücken bleibt grundsätzlich gerade und der Kopf ist die direkte Verlängerung des Rückens. Auch wenn Sie eine größere Distanz zwischen beiden Händen wählen, wie hier bei der Dehnung des unteren Rückens am Kreuzbein, dehnt der Rücken sich vom Steißbein bis zum Scheitel.

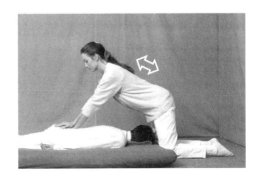

Die Haltung der Beine in der *Krabbelposition*.

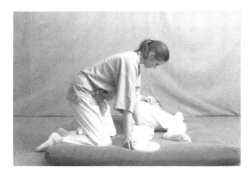

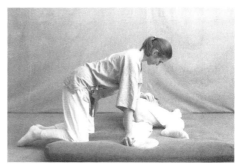

Wenn die Oberschenkel nicht senkrecht stehen und so das Körpergewicht nach unten weiterleiten, beginnt der Oberkörper sich zum Ausgleich zu verbiegen. Der Rücken buckelt und die Schultern spannen sich an. Je mehr Sie sich anstrengen, umso weniger fühlen Sie.

Bei senkrecht stehenden Oberschenkeln wird das Körpergewicht am besten an den Boden abgegeben. Die senkrecht stehenden Arme geben Gewicht auf den Körper des Empfangenden ab. Ein leichtes Vor- und Zurückverlagern reicht schon aus.

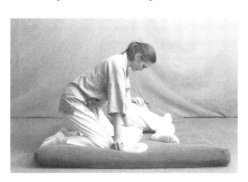

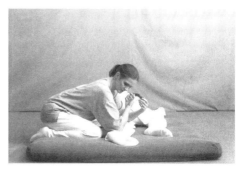

Wenn die Knie so nah am Empfangenden sind, stehen die Oberschenkel sehr schräg nach hinten weg. Das Gewicht des Oberkörpers wird nun durch eine verstärkte Rückenspannung und einer Anspannung der Bauchmuskulatur gehalten. Die Arme werden nicht ausreichend mit Gewichtseinsatz unterstützt und beginnen zu drücken.

Wenn Sie ihre Knie so nah an den Körper des Empfangenden stellen, setzen Sie sich besser in die *Froschposition* und arbeiten mit den Ellbogen oder den Unterarmen. Jetzt wird wieder das Gewicht des Oberkörpers über die Beine an den Boden abgegeben und der Rumpf bleibt entspannt. Die Neigung in der Leiste bringt Ihre Arme ins Spiel.

Die Atmung in der *Krabbelposition.*

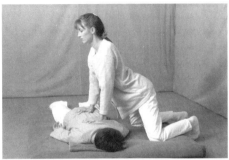

Wenn der Bauch nach vorne geht, um Gewicht in die Hände zu bringen, nützt das nicht viel, wenn gleichzeitig der Oberkörper im Rücken stark zurückzieht. Dieses „Hineinhängen" der Behandelnden kann mit dem Atemrhythmus des Empfangenden nur schwer mitschwingen und ihm Raum lassen.

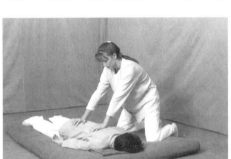

Wird der Bauch zurückgenommen, muß jetzt der Druck in den Händen durch eine Kompression der Körpervorderseite erzeugt werden. Zusätzlich werden die Schultern und Arme steif gehalten, um den Druck weiterzugeben. Diese Haltung behindert die eigene Atmung und erschöpft einen schnell.

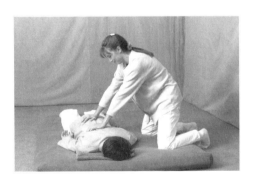

Aus diesem Winkel sehen Sie die Kompression auf der Körpervorderseite noch deutlicher. Nehmen Sie einmal diese Haltung ein, halten Sie den Druck aufrecht und nehmen Sie ein paar tiefe Atemzüge. Sie merken, Ihre Atmung kann mit dieser Anspannung nicht sehr tief gehen.

Wenn die Körpervorderseite sich komprimiert, arbeiten vor allem zwei große Muskelgruppen. Das eine sind die Bauchmuskeln, das andere die Zwischenrippenmuskeln. Beide haben eine wichtige unterstützende Funktion bei der Atmung. Wenn sie angespannt sind, kann die normale Atembewegung nicht stattfinden. Versuchen Sie zu atmen, ohne daß sich Ihr Brustkorb hebt. Dann müssen Sie die Bauchmuskulatur entspannen und Ihre Atmung geht tief in den Bauch. Wenn Sie umgekehrt die Bauchmuskulatur anspannen und dann einen tiefen Atemzug nehmen, spüren Sie wie Ihr Brustkorb sich ausdehnt und die Atmung nach oben ausweicht. Was passiert, wenn Sie beide Muskelgruppen gleichzeitig benutzen? Ihre Atmung stockt. Die Atmung des Behandelnden sollte aber frei und ungehindert fließen. Deshalb dürfen im Shiatsu die Bauchmuskulatur und die Zwischenrippenmuskulatur nicht angespannt werden.

Das ist übrigens auch der Grund, warum manche Shiatsu-Praktiker sehr schnell ermüden. Die eingeschränkte Atmung blockiert den *Ki*-Fluß. Mit der richtigen Köperhaltung unterstützen Sie Ihre Atmung und können stundenlang Shiatsu geben, ohne allzu schnell zu ermüden.

Die *Krabbelposition* bringt Gewicht zum Einsatz.

Anders als im *Seiza* wird in der *Krabbelposition* der Oberkörper nicht gedreht und gibt nicht den Druck über schraubende Bewegungen weiter bis in die Hände. Die *Krabbelposition* arbeitet allein mit der Verlagerung zwischen den Knien und den Händen. Sie setzt sehr viel Gewicht ein.

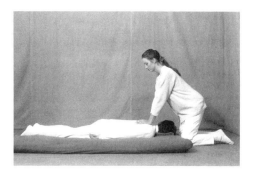

Als Variation der *Krabbelposition* sehe ich diese Position an, die in der Literatur auch als *Standposition* bekannt ist. Eigentlich ist sie nur eine Variation der *Krabbelposition*, weil alles, was es zur *Krabbelposition* zu sagen gibt, für die *Standposition* gleichermaßen gilt.

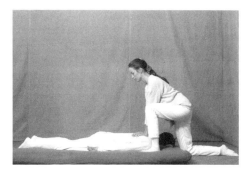

Welches Bein Sie dabei aufstellen, ist in der Regel beliebig. Sie sollten nur darauf achten, daß jetzt der Unterschenkel anstelle des Oberschenkels senkrecht zum Boden steht. Die *Standposition* erfordert eine Flexibilität in der Leiste. Dehnungsübungen können Ihnen helfen diese zu erreichen.

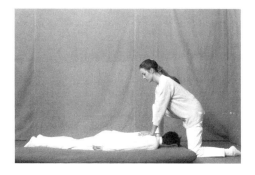

Die *Standposition*, eine Variation der *Krabbelposition.*

Die *Standposition* ist bei vielen Shiatsu-Praktikern die Beliebteste. Durch das aufgestellte Bein läßt sich das Gewicht des Oberkörpers gut abfangen und der Druck, den die Hände auf dem Körper des Empfangenden ausüben, kann gut dosiert werden. Gleichzeitig können die Hände auch sehr weit voneinander entfernt eingesetzt werden. Damit eignet sich die *Standposition* besonders gut für weite Dehnungen.

Für mich ist sie eine Variation der *Krabbelposition*, denn alles, was für die *Krabbelposition* gesagt wurde, gilt auch für die *Standposition*.

Bei der *Standposition* wird ein Bein aufgestellt, und zwar möglichst nah an den Platz, den die vordere Hand einnimmt. Dadurch wird nun das Gewicht über das vordere Bein an den Boden abgegeben und die Hände sind weitestgehend entlastet. Die Hände können aber auch Gewicht ins Spiel bringen.

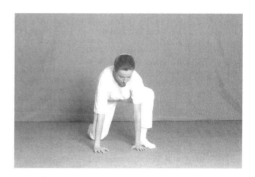

Der Oberschenkel des hinteren Beines ist senkrecht, das Becken ruht über dem Knie. Der Unterschenkel des vorderen Beines ist ebenfalls möglichst senkrecht.

Die linke Hand kann frei agieren, sie wird nicht für die Stabilität der Haltung gebraucht.

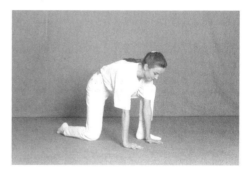

In der *Standposition* ist es schwer den Rücken wirklich gerade zu lassen, denn durch das angewinkelte Bein kippt das Becken. Der Rücken rundet sich dabei, gleichzeitig kann der Rücken sich aber auch strecken. Versuchen Sie das einmal. Die Streckung bringt Ihre Aufmerksamkeit in die Arme.

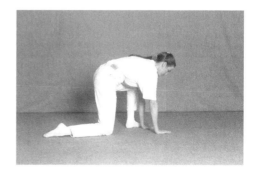

Das Aufstellen der Zehen ist eine Unsitte in der *Krabbelposition*.

Bei der Rückenbehandlung sollten die Oberschenkel und die Arme möglichst senkrecht stehen. Eine leichte Verlagerung reicht dann schon aus, um sehr viel Körpergewicht zum Einsatz zu bringen. Die Füße bleiben entspannt und es gibt keinen Grund die Zehen aufzustellen.

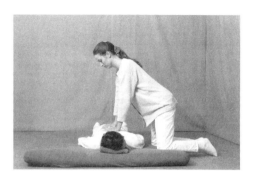

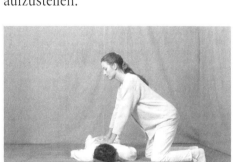

Das Aufstellen der Zehen baut einen Spannungsbogen über die Rückseite der Oberschenkel und des Rückens auf. Dadurch nimmt die Behandelnde sich zurück und versucht ihren Gewichtseinsatz zu kontrollieren. Die Anspannung im Oberkörper wird aber an den Empfangenden weitergeben.

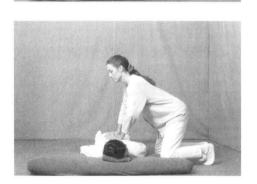

Zusätzlich werden dann oft noch die Ellbogen seitlich weit geöffnet. Auch wenn die Schultern jetzt nach vorne kommen, wird nur wenig Gewicht ankommen. Es wird sehr anstrengend für die Behandelnde und erdrückend für den Empfangenden.

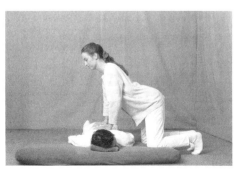

Der Einsatz des Gewichtes wird hier durch Verlagern bei aufgestellten Zehen und weit geöffneten Ellbogen versucht. Und gleichzeitig wird die Spannung in den Beinen und im Rücken zusätzlich erhöht.
Möchten Sie dort liegen?

Die Abstimmung von drei Bewegungsrichtungen in der *Krabbelposition.*

Diese Dehnung der Körperseite des Empfangenden aus der *Krabbelposition* heraus erfordert drei kombinierte Bewegungen gleichzeitig. Durch Verlagern und Strecken des Rückens wird das Gewicht der Schultern genau über den Wirkungsort, die Unterarme, gebracht. Dann streben die Unterarme auseinander und dehnen den Empfangenden. Der Oberkörper neigt sich aus dem Rumpf und läßt das Körpergewicht weiter ab, ohne angestrengt nachzudrücken. Alle drei Bewegungen müssen gut aufeinander abgestimmt sein und ineinandergreifen.

Zu Beginn stehen die Oberschenkel und die Oberarme nicht ganz senkrecht. Durch das Verlagern des Oberkörpers nach vorne kommen die Oberschenkel genau dann in die senkrechte Position, wenn der angemessene Druck aufgebaut ist. Erst jetzt streben die Arme nach außen.

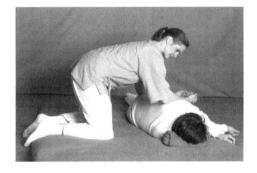

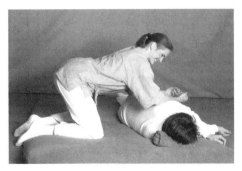

Statt zu Verlagern versucht die Behandelnde hier zu drücken, indem Sie ihren Rücken anspannt und die Arme nach unten und außen zieht. Wenn Sie dies probieren werden Sie feststellen, wie anstrengend die Anspannung im Oberkörper ist und Sie nicht mehr frei atmen können.

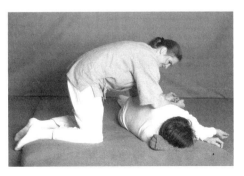

Hier verlagert sie zwar, aber gleichzeitig buckelt sie auch. Diese Verbiegung des Oberkörpers spannt in der Bauchmuskulatur und in den Schultern. Sie ist gar nicht notwendig und schränkt nur die Behandelnde in ihrer Fähigkeit zu Fühlen ein.

Aus dieser Perspektive sehen Sie die
Dehnung besser. Mit dem Vorverlagern
des Oberkörpers und dem Neigen der
Schultern gleiten die Unterarme über
die Seite des Empfangenden auseinander und dehnen ihn. Der Oberkörper
wird dabei auf den Unterarmen abge-
stützt.

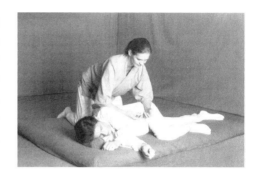

Auf diesem Bild können Sie die drei
Bewegungsrichtungen deutlich unter-
scheiden:
1. Der Rücken streckt sich zum Kopf.
2. Der Rumpf neigt sich aus der Leiste,
   bringt die Brust nach vorne und das
   Gewicht in die Arme.
3. Die Arme streben auseinander.

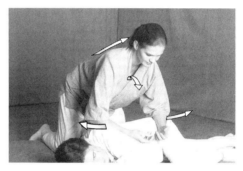

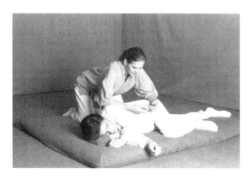

Die Knie stehen zu nah am Körper des
Empfangenden. Gleichzeitig sind die
Schulterblätter zurückgenommen. Und
weil die Schultern nicht senkrecht über
der Seite des Empfangenden stehen,
kann die Behandelnde nicht genügend
Gewicht abgegeben und ihr Oberkörper fängt an zu drücken.

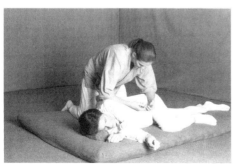

Das Buckeln bringt zwar die Schultern
wieder nach oben über die Arme. Aber
statt nur mit Gewichtseinsatz zu arbeiten, verkürzt die Behandelnde hier ihre
Körpervorderseite und baut dadurch
einen Druck in den Armen auf. Ihr Gewicht bringt sie auf diese Art nicht gut
zum Einsatz.

Bei der *diagonalen Krabbelposition* stehen Hände und Knie leicht versetzt.

Der Druck wird nun nicht durch Verlagerung von den Knien zu den Händen aufgebracht, sondern durch ein Verlagern vom vorderen Knie zur rückgesetzten Hand. In diesem Beispiel schwebt die linke Hand noch, das Gewicht ist nach rechts ins rechte Knie verlagert.

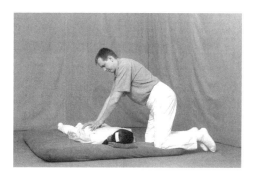

Die Verlagerung nach links bringt ohne Mühe Gewicht in die linke Hand. Die *Mutterhand* auf dem Kreuzbein kann in ihrem Druck variiert werden, indem das Becken sich mehr oder weniger nach vorne bewegt. Am besten ist es aber, das Gewicht in der *Mutterhand* konstant zu halten.

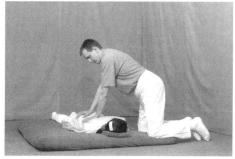

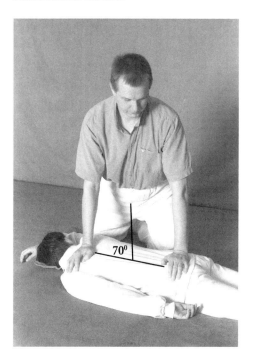

Die Dehnung des Rückens ist so wie hier dargestellt nur mit Anstrengung machbar. Der Rumpf weiß nicht wo er sich hin bewegen soll und die Arme drücken nach außen. Gleichzeitig wird die vordere Mittellinie zusammengezogen, die Atmung stockt.

Wenn eine *diagonale Krabbelpostition* gewählt würde, kann viel leichter eine Bewegung aus dem Oberkörper auf die Arme und Hände übertragen werden. Wichtig für die *diagonale Krabbelposition* ist der Winkel zur Längsachse des Empfangenden: Er sollte 45^0 betragen. Hier sind es etwa 70^0, und damit die Position nicht diagonal genug.

Samurai-Position

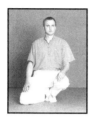 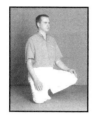 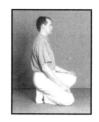 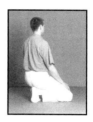 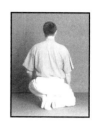

Wie die *Samurai-Position* zu ihrem Namen gekommen ist, weiß ich auch nicht mehr so genau. Mich erinnert sie an ein Bild, auf dem einige Samurai's in dieser Haltung ihrem Shogun zuhörten. Die Schwerter lagen vor ihnen und sie schienen bereit, jederzeit aufzuspringen und zu den Waffen zu greifen. Wie lange sie es in dieser Position ausgehalten haben, ist mir leider nicht bekannt. Ich kann mir vorstellen, daß sie sich wünschten, der Shogun möge sich kurz fassen.

Bei der *Samurai-Position* wird das Gewicht über das Becken auf die aufgestellten Füße an den Boden abgegeben. Dabei sitzt man meistens auch nur auf einer Ferse, die andere trägt kein Gewicht. Der größte Körpergewichtsanteil ruht also auf einem Fuß. Der zweite Fuß kann daher auch mit dem Spann auf den Boden gebracht werden.

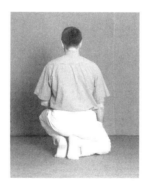 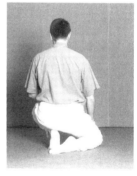

Das Gewicht ruht rechts, die linke Ferse ist ohne Kontakt zum Becken.

Das Gewicht ruht ganz auf der linken Ferse, der rechte Fuß ist gestreckt.

Im Shiatsu gilt diese Position als besonders schwierig. Der Vorteil dieser Position liegt in der großen Reichweite der Arme, die größer ist als bei *Seiza*. Es ist möglich mehr Gewicht als im *Seiza* einzusetzen, besonders wenn man direkt vor dem eigenen Körper arbeitet.

Das Besondere an der *Samurai-Position* aber ist, daß sie den Einsatz des Knies beim Behandeln ermöglicht. Das Knie kann dabei vielfältig eingesetzt werden, wie wir noch sehen werden.

Der Einsatz des Knies in der *Samurai-Position*.

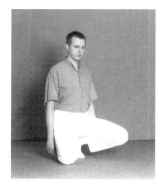 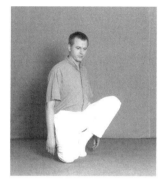 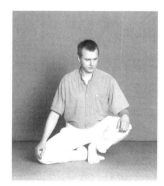

Durch eine Veränderung im Fußgelenk und in der Leiste senkt sich das oberen Knie. Ganz auf den Boden kommt es allerdings nicht.

Das gleiche Knie kommt hoch, wenn der Fuß sich streckt. Der Oberkörper wird dabei nicht bewegt und bleibt entspannt.

Der Abstand zwischen beiden Knien ist variabel. Das obere Knie kann sich nach rechts und links bewegen und die Distanz bestimmen.

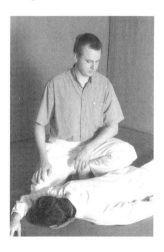 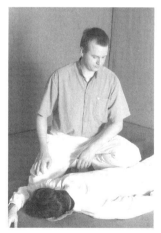 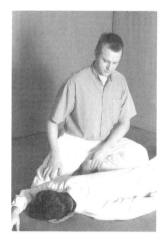

Das linke Knie wird hier leicht seitlich am Gesäß angelehnt. Den Beckenrand des Empfangenden soll das Schienbein nicht berühren.

Durch eine leichte Gewichtsverlagerung und eine Seitneigung kann der Behandelnde nun eine Dehnung des Rückens erreichen.

Eine stärkere Dehnung entsteht dann, wenn sich der Behandelnde noch zusätzlich zur Seitneigung mit seinem Becken nach links dreht.

Das Knie als Mutterhand, zwei Hände als Zwillings-Söhne.

Das rechte Knie übernimmt hier die Funktion der *Mutterhand* und sorgt für den kontinuierlichen nährenden Kontakt. Die Hände sind frei den Rücken zu erforschen.
Da das Gewicht des Oberkörpers ganz auf den Füßen ruht, liegen die Hände nur sehr leicht auf.

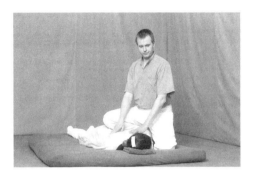

Um Gewicht in die Hände zu bringen, neigt sich der Oberkörper nach vorne. Dies kann sehr fein dosiert werden.
Der Atemrhythmus des Empfangenden soll dabei unbedingt beachtet werden. In seinem Rhythmus lehnt sich der Behandelnde vor und zurück und setzt sein Gewicht ein.

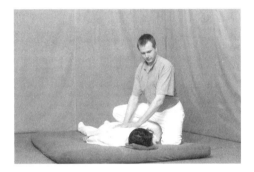

Selbst für einen sehr festen Druck am Ende der Ausatmung der Empfangenden, braucht der Behandelnde sich nicht mehr nach vorne zu neigen, als hier dargestellt.
Die Arme werden locker gehalten und geben den Druck, der durch die Neigung entsteht, einfach weiter .

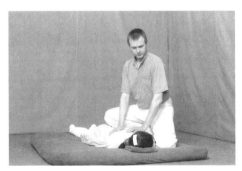

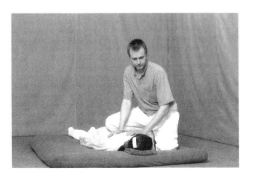

In diesem Fall wird der Oberkörper noch mehr nach vorne geneigt, aber gleichzeitig öffnen sich die Ellbogen seitlich. So kommt kein Druck bei der Empfangenden an.
Dabei läuft der Behandelnde Gefahr seine Bauchmuskeln zu sehr anzuspannen und seine Atmung zu behindern.

Armdehnung durch seitliche Neigung in der *Samurai-Position.*

Hier wird das freie Knie der *Samurai-Position* dazu genutzt, den Arm des Empfangenden zu stützen. Die rechte Hand unterstützt und bildet zusammen mit dem rechten Knie eine Einheit. Die Dehnung erfolgt durch eine Seitneigung des Oberkörpers nach rechts, die linke Hand ist hier noch inaktiv.

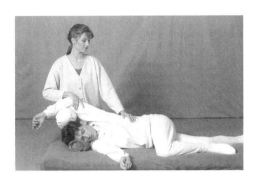

Jetzt kommt die linke Hand dazu und hält am Becken dagegen. Die Dehnung entsteht, indem sich die Behandelnde im Becken nach rechts dreht. Diese Drehung wird über die rechte Schulter und den rechten Arm zu einem Zug am linken Arm des Empfangenden. Der Oberkörper bleibt konstant aufrecht.

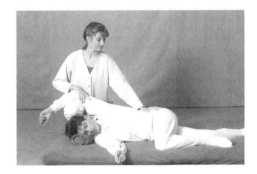

Von hinten erkennt man sehr gut, daß diese Dehnung aus der Drehbewegung des Behandelnden kommt. Der Rücken ist dabei ganz aufrecht. Durch die Drehung nach rechts nimmt das rechte Knie den Arm der Empfangenden mit in die Dehnung. Die rechte Hand unterstützt nur, zieht aber nicht.

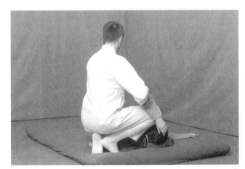

Die Seitneigung kann bei beweglichen Empfängern auch schon mal kräftiger ausfallen. Die linke Hand des Behandelnden hat allerdings nur leichten Kontakt. Sie kann nicht viel Körpergewicht nutzen, da sich sein Körper in die andere Richtung begibt, und eine Drehbewegung jetzt schwer fällt.

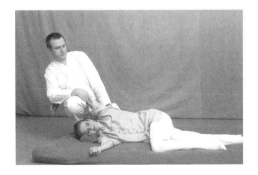

Hier sind rechte und linke Hand ganz entspannt und ziehen oder drücken nicht. Trotzdem entsteht Dehnung über die Seitneigung und Drehung im Oberkörper.
Diese Dehnung sollten Sie natürlich auch auf den Atemrhythmus des Empfangenden abstimmen.

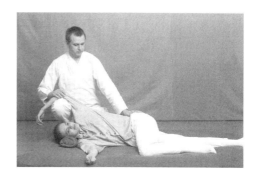

Dies ist die maximale Dehnung, die der Empfangenden hier möglich war. Im Vergleich zu dem Bild vorher fällt auf, wie wenig der Behandelnde wirklich tun muß, wenn er die Seitneigung und die Drehung gleichzeitig nutzt. Indem die linke Hand das Becken zurückhält, gewinnt die Dehnung an Schärfe.

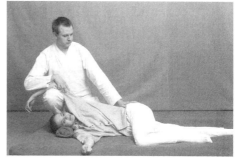

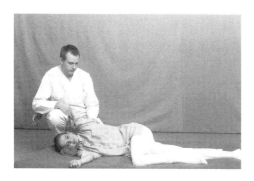

Zuviel Neigung verhindert die Drehung im Oberkörper. Dann kommt die linke Hand nicht entspannt zum Ziel. Gleichzeitig entsteht eine Anspannung in den Bauchmuskeln und der Rücken wird rund. Angenehm ist dies nicht, denn die Atmung wird dabei eingeschränkt.

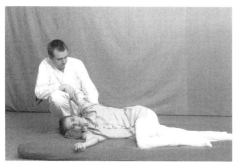

Wenn in starker Dehnung gleichzeitig versucht wird mit der linken Hand zu arbeiten, kann diese nur durch eine Anspannung des linken Arms und der Schulter Druck ausüben, da die Drehung fehlt. Dadurch verliert auch die Dehnung an Effektivität, weil der Körper des Behandelnden verkrampft.

Seitneigung und Drehung in der *Samurai-Position.*

Wenn der Behandelnde mit der linken Hand aktiv an der Schulter der Empfangenden arbeiten möchte, empfiehlt sich eine Mischung aus der Seitneigung und Drehung. Die Neigung nach rechts erhöht die Dehnung, die Drehung nach rechts bringt die linke Schulter nach vorne und die linke Hand ins Spiel.

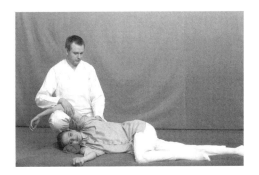

Die linke Hand kann auch zur Unterstützung an den linken Arm der Empfangenden gebracht werden. Für die Dehnung ist dies eigentlich nicht erforderlich. Aber in dieser Position läßt sich natürlich auch der *Dünndarm-* und der *Dreifache Erwärmer-Meridian* behandeln.

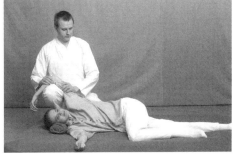

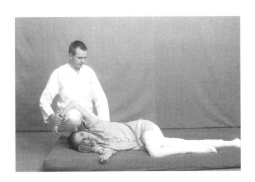

Hier hat der Behandelnde die rechte Hand falsch angesetzt. Wenn er nun eine Drehbewegung nach rechts ausführt, muß er gleichzeitig mit der rechten Hand nach links/unten drücken, also gegenläufig. Außerdem hebelt er mit diesem Ansatz am Ellbogengelenk der Empfangenden.

Seitneigung , Drehbewegung und die Kombination aus beidem ist die Stärke der *Samurai-Position.* In der *Samurai-Position* gilt es das Gewicht des Oberkörpers durch Neigung einzusetzen und durch Drehbewegung einen zusätzlichen Druck auszuüben. Oft kann man beides miteinander kombinieren.

Wie der Körper durch Drehbewegung Druck bis in die Hände ausüben kann, habe ich schon bei der Position *Seiza* beschrieben. Die *Krabbelposition* arbeitet hauptsächlich mit Gewichtsverlagerung. Die *Samurai-Position* liegt von ihren Möglichkeiten her dazwischen.

Eine weitere Möglichkeit die *Samurai-Position* einzusetzen. Das linke Knie des Behandelnden berührt die Taille der Empfangenden nur leicht und stützt sich nicht darauf ab. Durch Seitneigung nach links entsteht die Dehnung. Mit einer gleichzeitigen Drehung nach links wird die rechte Hand aktiv eingebracht.

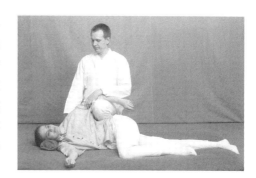

Zur Meridianbehandlung des Arms in der Seitenlage, kann man seinen Oberschenkel sozusagen als „Tisch" benutzen. Durch die leichte Seitneigung nach links unterhält der Behandelnde während der Behandlung eine leichte Dehnung des Meridians in Richtung des Kopfes der Empfangenden.

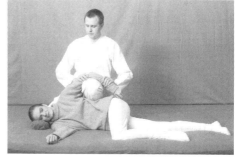

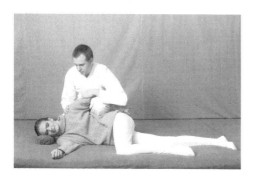

Die Enge auf der Vorderseite bringt hier keinen Gewinn. Die rechte Hand kann kein Gewicht einbringen. Nur durch Anspannung im rechten Arm und in der rechten Schulter wird der Druck ausgeübt.

Für die Empfangende fühlt sich das eng und etwas erdrückend an.

Nach den gleichen Prinzipien läßt sich auch das Bein in der Rückenlage dehnen. Und auch die Meridianbehandlung ist möglich, wie in diesem Beispiel am *Magen-Meridian*.

Auch wenn es mit dem Bein schwerer ist, sollte Sie das nicht beeindrucken. Die Technik der Dehnung ist dieselbe.

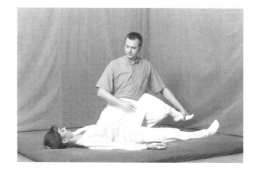

Die vielfältige Nutzung des oberen Knies in der *Samurai-Position*.

Für diese Dehnung am Bein reicht die Seitneigung nach links, eine Drehung im Oberkörper braucht der Behandelnde dabei nicht unbedingt. Für die Meridianbehandlung muß allerdings die Drehung dazu kommen, damit die rechte Hand eine ausreichende Unterstützung erfährt.

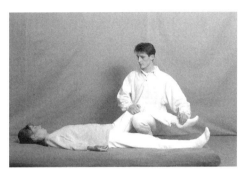

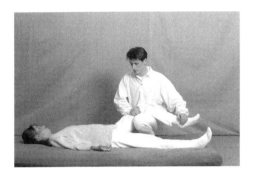

Soll der *Milz-Meridian* behandelt werden, muß der Behandelnde in diesem Fall seinen Oberkörper nach links drehen und dadurch seine rechte Hand zur Wirkung bringen. Kommt dabei sein Kopf nach vorne so wie hier, zeigt dies eine Kompression in der Muskulatur des Brustraums und des Bauches an.

Während der Behandlung des *Blasen-Meridians* mit dem Knie direkt auf dem Meridian, steht der Oberschenkel des Empfangenden senkrecht, der Unterschenkel waagerecht. Die Behandelnde sitzt in *Samurai-Position* mit aufrechtem Oberkörper.

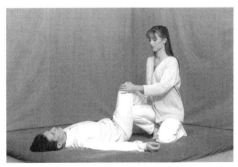

Die eine Hand umschließt die Ferse, die andere unterstützt leicht das Knie des Empfangenden. Von der Technik her ist es eine *Push-Pull-Technik*. Die Arme ziehen durch leichte Rückwärtsneigung das Bein des Empfangenden auf das eigene Knie, während das Knie von der Hüfte her nach vorne drückt.

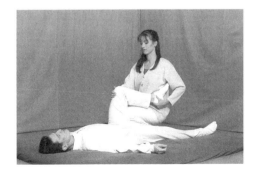

Die *Push-Pull-Technik* in der *Samurai-Position.*

In der *Push-Pull-Technik* bewegt sich der Behandelnde so, daß er mit einem Teil seines Körpers Druck ausübt und mit einem anderen Zug. Diese Technik lebt also von der Gegenläufigkeit. Nun gibt es mehrere Möglichkeiten, wie Kräfte gegenläufig zueinander organisiert sind.

> *Die Kreisform ist dabei die vorteilhafteste und wird am angenehmsten vom Empfangenden erlebt. Und sie ist für den Behandelnden nicht so anstrengend wie die beiden anderen Möglichkeiten.*

In der Seitenansicht läßt sich sehr gut sehen, wie der Oberkörper des Behandelnden einen Kreis beschreibt.

Der Oberschenkel der Empfangenden wird zu einem Teil der Bewegung des Behandelnden. Während der Oberschenkel angehoben wird, wird gleichzeitig der *Blasen-Meridian* behandelt.

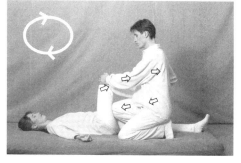

So hat es nicht die gleiche Wirkung. Hier versucht der Behandelnde zwischen seinen Armen und seinem Oberkörper einen Zug aufzubauen. Die Kräfte wirken dabei direkt gegeneinander und stoppen sich. Das Knie kann er auf diese Art nicht mehr gut zur Wirkung bringen.

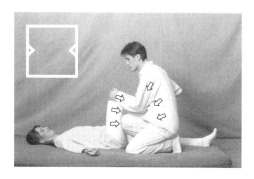

Wenn der Abstand zur Empfangenden nicht stimmt, steht ihr Oberschenkel nicht senkrecht. Jetzt kann kein runder Kreislauf entstehen, weil das Knie den *Blasen-Meridian* nicht rechtwinklig trifft. Es entsteht eine Art Keil, der sich in der Spitze festsetzt und der kaum Wirkung auf dem Meridian zeigt.

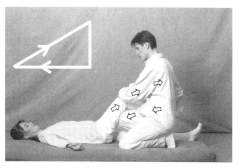

Samurai-Position oder *Seiza*?

Sehr oft ist die *Samurai-Position* vorteilhafter als der Fersensitz *Seiza*. Und zwar immer dann, wenn im *Seiza* keine runde Bewegung gelingt. Das ist besonders dann der Fall, wenn im *Seiza* direkt vor den Knien gearbeitet wird und sich der Oberkörper nur nach vorne neigt und keine Drehbewegung im Spiel ist. In der *Samurai-Position* kommt man auch ohne Drehbewegung aus und nutzt die Möglichkeit der Gewichtsverlagerung, die man im *Seiza* nicht in dieser Weise hat.

Die folgenden Bilder zeigen links die unglücklichen Versuche aus dem *Seiza* heraus zu behandeln und rechts die vorteilhafte *Samurai-Position*.

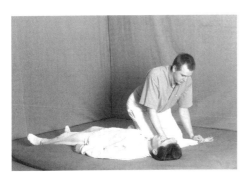 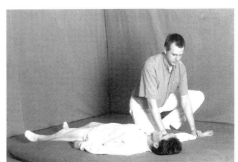

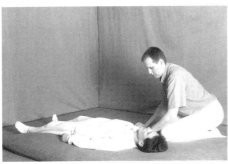 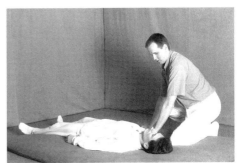

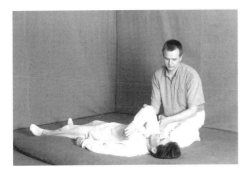 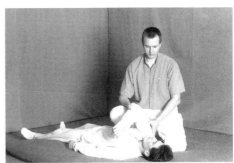

Die Vielseitigkeit der *Samurai-Position.*

Anhand der Behandlung des *Magen-Meridians* zeige ich hier eine besondere Möglichkeit der *Samurai-Position.* Beide Hände und das linke Knie sind auf dem *Magen-Meridian.* Zwischen Ihnen kann es wechselnde Dehnungen geben. Hier zum Beispiel geht die Dehnung vom Knie aus.

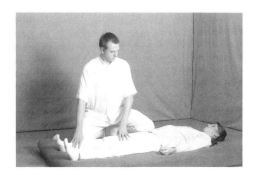

Nun übernimmt die rechte Hand die Dehnung und das Knie und die linke Hand arbeiten den Meridian entlang. Die Seitneigung nach rechts unterstützt die dehnende Hand.
Eine leichte Drehung des Oberkörpers nach rechts aktiviert das linke Knie und die linke Hand.

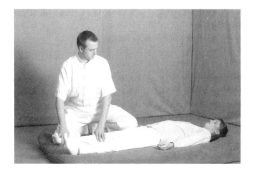

Hier ist die Dehnung zwischen dem linken Knie und der rechten Hand, während die linke Hand auf dem Meridian arbeitet.
So läßt sich die Meridianarbeit vielseitig gestalten und wird für beide Seiten nicht langweilig.

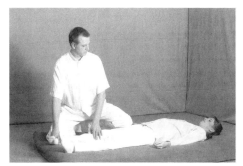

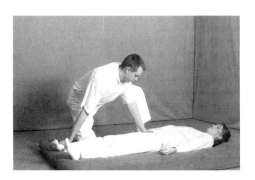

Zum Vergleich: Die gleiche Dehnung des *Magen-Meridians* aus der *Standposition.* Die Arme müssen in unterschiedliche Richtungen, der Oberkörper weiß nicht, wie er das unterstützen kann. Also fangen die Arme an zu drücken. Das ist anstrengend und nicht sehr angenehm für die Empfangende.

Bei einer Behandlung des *Dreifachen Erwärmer-Meridians* in Seitenlage bietet sich der Einsatz des Knies geradezu an.

Zunächst setzt das Knie auf dem Meridian an, die Hände halten den Arm locker, ohne ihn anzuheben.

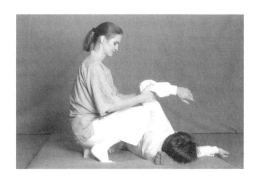

Durch die Aufrichtung des Oberkörpers wird der Arm leicht nach oben gezogen und zurückgenommen. Die Hüfte bewegt sich gleichzeitig etwas nach vorne und bringt das Knie zur Wirkung. Bitte beachten Sie den rechten Fuß: Er streckt sich und unterstützt dadurch das rechte Knie.

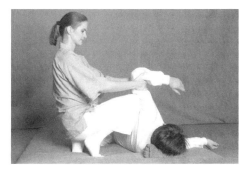

Die Hocke.

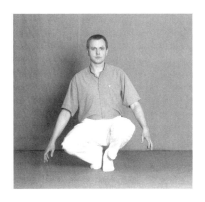

Vermissen Sie diese Position? Dies ist keine *Samurai-Position*, sondern eine *Hocke*. Weil man in dieser Position auf den Fußballen als zwei eng nebeneinanderstehenden Punkten balancieren muß und keinen Halt hat, ist sie fast immer ungeeignet für Shiatsu. In der *Hocke* neigt man dazu, sich am Empfangenden festzuhalten. Mit etwas Erfahrung werden Sie fast immer eine bessere Position finden.

Die *Samurai-Position* gehört zu den anstrengendsten Positionen im Shiatsu. Sie ist aber auch die Position mit den meisten Möglichkeiten.

Der erfahrene Shiatsu-Praktiker wechselt häufig seine Position und versucht nicht alles im *Seiza* oder in der *Krabbelposition*. Eine lebendige Behandlung lebt gerade von den häufigen Wechseln, die sich immer wieder den Gegebenheiten anpassen.

Die Froschposition

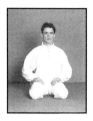 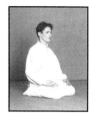 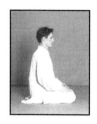 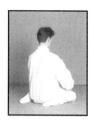 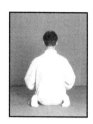

Bei der *Froschposition* sitzt der Behandelnde zwischen seinen Fersen auf dem Boden. Diese Position hat ihren Namen durch das tiefe In-der-Leiste-Sitzen erworben, wie es Frösche zu tun pflegen. Dieses Merkmal ist auch allen Variationen zueigen.

Das Becken kann sich in dieser Position nur noch eingeschränkt bewegen. Es sitzt zwischen den Beinen fest. Die einzige Möglichkeit, die sie bietet, ist die Neigung nach vorne. Und dazu wird die *Froschposition* auch hauptsächlich gebraucht. Wenn der Behandelnde unter dem Körper des Empfangenden arbeiten will, muß er sich klein machen und seine Arme möglichst parallel zum Boden bringen.

In dieser Haltung ist es sehr schwer das Gesäß wirklich auf den Boden zu bringen. Oft sitzt der Behandelnde bei der Vorwärtsneigung mit seinen Oberschenkeln nur noch auf seinen Waden. Die Füße sind aber weit auseinander, damit das Becken möglichst tief zum Boden kommt.

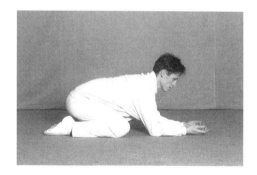

Die Unterarme kann der Behandelnde flach auf den Boden legen, die Handflächen zeigen nach oben. Er kann die Finger nach oben aufstellen und läßt die Handrücken am Boden.
Der Rücken ist in dieser Position gestreckt, der Kopf steht in gerader Verlängerung der Wirbelsäule.

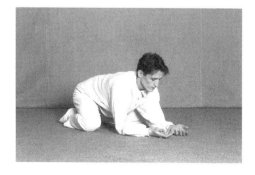

Nackenarbeit in der *Froschposition.*

Bei der Nackenarbeit in *Seiza*, so wie auf dem nebenstehenden Bild, kommen die Hände oft nicht tief genug. Und der Winkel, in dem die Hände unter den Nacken greifen, ist zu ungünstig. Dadurch können die Handgelenke zu sehr abknicken.

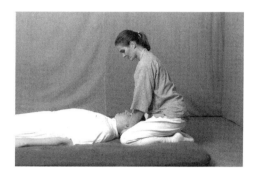

In der *Froschposition* kommt das Gesäß tiefer und die Arme können besser die Hände unter dem Nacken des Empfangenden unterstützen. Durch ein Zurücklehnen im Oberkörper kann zum Beispiel der Nacken jetzt leicht angehoben werden.

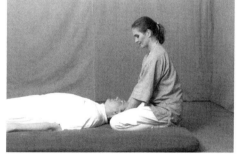

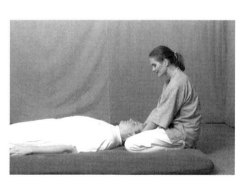

Allerdings sollte der Rücken dabei nicht zu rund werden. Dann sinkt der Oberkörper auf seiner Vorderseite ein und behindert die Atmung. Mit blokkierter Atmung sinkt die Aufmerksamkeit und die Fähigkeit sensorische Informationen aufzunehmen rapide.

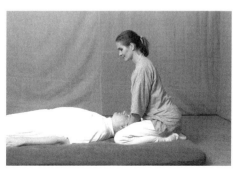

Auch ein Durchdrücken der Wirbelsäule ist nicht empfehlenswert. Das Gesäß hebt sich dann an, ohne aber die Unterstützung der Fersen zu haben. Das erzeugt viel Spannung im Oberkörper und führt zur Unbeweglichkeit.

Die Arbeit am Kopf.

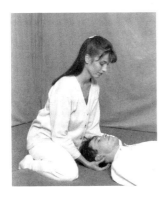 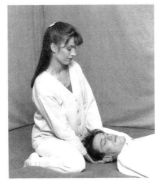 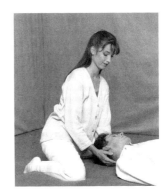

Hier halten die Hände der Behandelnden den Kopf am Kopfansatz, indem sie eine große Mulde formen, in der der Hinterkopf ruht. So nutzt sie die Schwere des Kopfes um den Nacken zu bewegen. Für die Empfangenden ist der Nacken oft ein besonders kritischer Bereich, der viel Sorgfalt und ruhige Bewegungen erfordert.

Die Behandelnde nutzt hier ihre Bewegungsfreiheit im Becken und hebt die Hüften wechselseitig leicht an. Sie hält die Wirbelsäule dabei immer im rechten Winkel zum Becken. Ihre Schultern bewegen sich dadurch nach rechts und links. Diese Bewegung überträgt sich auf die Arme und die Hände. So wird der Kopf des Empfangenden auf sanfte Weise bewegt.

Wenn sie im Oberkörper sitzen bleiben und den Kopf des Empfangenden nur durch ihre Hände bewegen würde, wird die Bewegung vom Empfangenden längst nicht so wohltuend erlebt werden. Wenn Ihnen der Unterschied nicht klar ist, probieren Sie das mal mit einem anderen Shiatsu-Praktiker im Austausch aus. Als Empfangender wird Ihnen der Unterschied ganz klar.

Die *Froschposition* läßt sich auch für die Behandlung am Kopf allgemein gut einsetzen, auch wenn die Behandelnde im Gesicht und im Bereich der Haare arbeitet. Sie sollte aber immer sehr gut in diesem Sitz ruhen. Wenn es unge-mütlich wird, überträgt sich dies leicht auf die Behandlung.

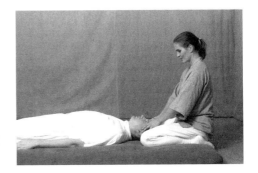

Der *Seitsitz,* eine Variation der *Froschposition.*

Der *Seitsitz* legt das Becken ein wenig schief. Der Oberkörper gleicht dies durch eine Verkürzung im Bereich der unteren Rippen aus (hier rechts). So stehen die Schultern wieder in der Waage.
Diese Kompensation ist dann in Ordnung, wenn sie nicht zu einer Beeinträchtigung der Atmung führt. Der Behandelnde sollte in seiner Atmung keinen Unterschied zwischen rechts und links merken.

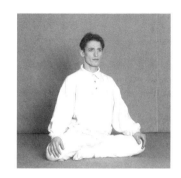

Der *halbe Seitsitz* mit einem ausgeklappten Bein ermöglicht ein besseres Kippen des Beckens nach vorne. Dadurch können die Unterarme sehr tief zum Boden gebracht werden.
Weil das Becken auf dem Boden sitzt, ist keine kompensatorische Ausgleichsbewegung im Oberkörper erforderlich.

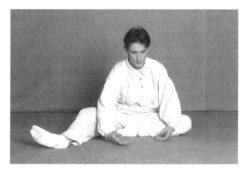

Sind beide Beine ausgeklappt, fällt es dem Becken schwerer nach vorne zu kippen. Die Unterarme kommen daher nicht ganz so weit zum Boden wie im *halben Seitsitz.*
Sehr viel können Sie in dieser Position nicht ausführen, weil die Beckenbewegung stark eingeschränkt ist.

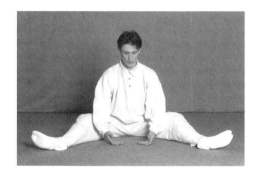

Im *halben Seitsitz* ist es auch möglich die Beckenbeugung zu einer Seite zu nutzen. Dann sitzt das Gesäß nur noch auf einem Sitzhöcker und das Becken steht leicht schräg zum Boden.
Die Wirbelsäule kommt aber immer rechtwinklig aus dem Becken hervor.

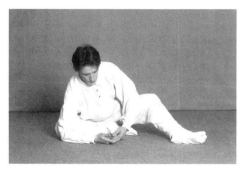

Variationen der *Froschposition* in der Anwendung am Kopf.

Im *Seitsitz* wird ein Bein mit der Ferse vor dem Schambein nach innen genommen. Das Gesäß sitzt dann auf dem Boden. Das Becken kann vor und zurück kippen und auch mit der linken Hüfte anheben und schunkeln. Die Beckenbewegungen übertragen sich über die Arme auf den Nacken.

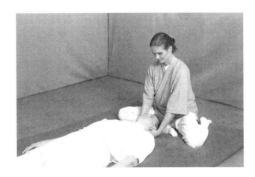

Hier wird wahlweise ein Bein ausgeklappt, das andere eingeklappt, das Gesäß sitzt wieder auf dem Boden.
Mit der Aufrichtung und Streckung der Wirbelsäule kommen dann die beiden Hände in die richtige Position zur Dehnung des Nackens.

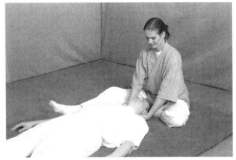

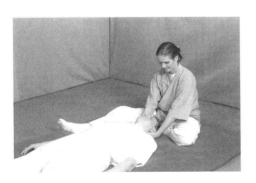

Die Schwierigkeit besteht hier darin, sich noch nach vorne neigen zu können, ohne im Rücken rund zu werden. Zur Unterstützung der Beckenneigung nach vorne kann sich die Behandelnde auch ein Kissen unter ihr Gesäß legen, bevorzugt eines mit einer leichten Schräge nach vorne.

Nur wer sehr mobil in seinen Leisten ist, ist für diese Position geeignet. Es braucht eine erhöhte Beckenbeweglichkeit, um in dieser Haltung aus dem Becken nach vorne kippen zu können. Liegen die Hände auf dem Körper und arbeiten dort, ist dies leichter, als wenn sie tief unter dem Nacken arbeiten.

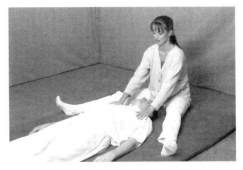

Die Arbeit am *Hara* und unter dem Körper in der *Froschposition*.

Seitlich vom Empfangenden sitzend kann die *Froschposition* eingesetzt werden, um mit einer Hand von unten am Rücken zu arbeiten, während die andere Hand das *Hara* hält. Beide Ellbogen müssen dabei soweit geöffnet sein, daß zwischen ihnen mindestens Schulterbreite besteht.

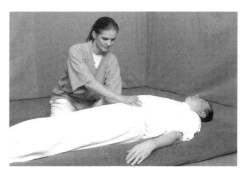

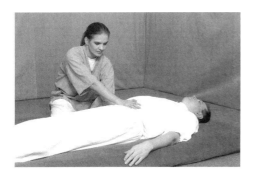

In diesem Bild streckt die Behandelnde die Ellbogen zu sehr durch. Dies führt zu einem Hochziehen der Schultern. Die Arme und Hände übertragen diese Schulterspannung dann auf den Empfangenden. Gleichzeitig wird die Behandelnde nicht mehr so gut fühlen können, was sich im *Hara* zeigt.

In der *Froschposition* kann das Becken ja nach vorne kippen. Hier nutzt die Behandelnde diese Beckenneigung und legt ihren rechten Unterarm mit auf. Dieser flächigere Kontakt wird oft als angenehm erlebt.
In dieser Position können Sie fühlen, aber nur wenig behandeln.

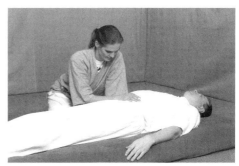

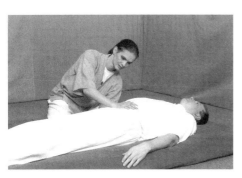

Es ist sehr schwer aus dem Becken heraus seitlich zu arbeiten.
Die Behandelnde hebt dazu ihre rechte Hüfte an. Gleichzeitig beginnt sie mit der Verkürzung ihrer linken Oberkörperseite. Dies schränkt ihre Atmung auf der linken Körperseite ein und ihre Schultern werden beidseitig hart.

Seiza in Aktion

Die verschiedenen Körperhaltungen ermöglichen es unterschiedlichen Druck aufzubringen. Die Position *Seiza* bringt in der Regel mehr Druck als die *Froschposition* und weniger als die *Samurai-Position* oder die *Krabbelposition*. Grundsätzlich sollte die Behandlungsposition immer danach ausgewählt werden, wieviel Druck gerade gewünscht wird.

Meridianarbeit ist dann am effektivsten, wenn sie mit einer leichten Dehnung verbunden wird. Dies aktiviert die Meridianenergie über die Strecke zwischen den beiden behandelnden Händen hinaus und schafft die Verbindung zum gesamten Meridian, zum *Hara* oder zu beidem. Darum habe ich viele Beispiele ausgewählt, in denen man die Position *Seiza* in Verbindung mit einer Meridiandehnung nutzen kann.

Seiza ist für viele die gemütlichste Position. Sie wird gerne genutzt, wenn über längere Zeit eine Körperstelle gehalten oder behandelt wird. Sie ist immer empfehlenswert bei leichter und sanfter Arbeit.

Die folgenden Beispiele sollen Ihnen verschiedene Anwendungsmöglichkeiten der Position *Seiza* zeigen.

Seiza ist eine sehr ruhige Position. Das Gewicht wird voll und ganz vom Bekken getragen, die Hände sind frei. Deshalb benutzt man meistens diese Position, wenn man am *Hara* die Diagnosezonen fühlt. Dabei läßt sich der Behandelnde sanft von der Atembewegung der Empfangenden mitbewegen.

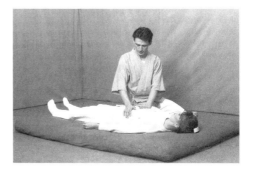

Vom *Seiza* ausgehend kann man die nähere Umgebung erkunden. Zwischen der *Mutterhand* auf dem *Hara* und der *Sohnhand* wird meistens eine leichte Dehnung gehalten. Weil *Seiza* aber keine sehr große Reichweite ermöglicht, wird der der Behandelnde jetzt auf andere Positionen wechseln.

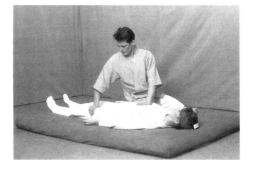

Versuchen Sie einmal diese Behandlung des *Magen-Meridians* im *Seiza*.

Legen Sie sich das Bein des Partners auf Ihre Oberschenkel. Knie und Fuß des Partners rollen leicht nach innen. Dann verläuft der Magen-Meridian am höchsten Punkt des Beines. Dies nennt man eine *exponierte Lage* des Meridians. Die rechte Hand dehnt sanft den Fuß, die linke Hand unterstützt.

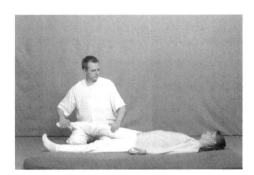

Der Oberkörper neigt sich nach rechts und wird dabei von der links angehobenen Hüfte unterstützt. Eine kleine Rotation der Schultern bringt die linke Schulter etwas nach vorne und die linke Hand ins Spiel. Der Druck der linken Hand kommt nur vom Oberkörper über die Schulter.

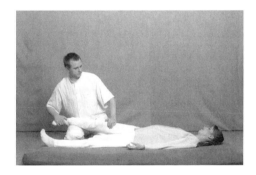

Für die Dehnung und Behandlung des *Magen-Meridians* sollte das Bein sehr weit vorne auf Ihrem Oberschenkel liegen. Die linke Hüfte hebt sich etwas an und gleichzeitig rollen die Unterschenkel mit dem Becken nach rechts. Das wirkt wie ein Förderband und wird rhythmisch ausgeführt.

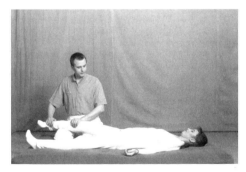

Wenn sie Ihre linke Hüfte weiter anheben, können Sie sich ohne nach vorne einzusinken mit dem Unterarm am Unterschenkel abstützen. Der linke Ellbogen dehnt den Fuß nach unten. Die linke Hand hält im Bereich der Hüfte etwas dagegen. Die linke Hand kann auch am Meridian entlang arbeiten.

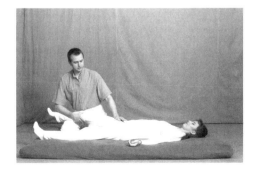

Aus dieser Perspektive können Sie erkennen, wie stark das Bein der Empfangenden nach innen rotiert wird und gleichzeitig von der Mittellinie entfernt liegt.

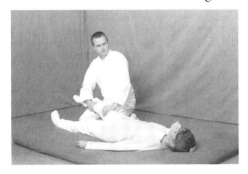 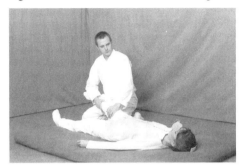

Wenn sich die linke Schulter anhebt, weil der Oberkörper sich nach rechts neigt, fehlt die Unterstützung in der linken Hand. Dadurch ist die linke Hand gezwungen zu drücken.

Die linke Schulter muß die Tendenz haben sich in Richtung der linken Hand nach unten zu bewegen. Nur so kommt Gewicht ins Spiel und eine Kraftanstrengung des Armes wird vermieden.

Schematisch dargestellt wirken in dieser Position folgende Kräfte:

1. Die Knie und Unterschenkel rollen nach rechts und ermöglichen so die seitliche Verlagerung des Beckens.
2. Die Beckenbewegung ist seitlich und gleichzeitig rechtsdrehend.
3. Die linke Hüfte hebt sich leicht an.
4. Die Wirbelsäule richtet sich auf und gibt Gewicht an den Boden ab.
5. Der Kopf strebt nach oben.
6. Die Schultern rotieren nach rechts.
7. Der linke Arm dehnt sich aus und gibt Gewicht nach unten ab.
8. Der rechte Arm dehnt sich aus, die rechte Hand zieht nach rechts unten.

Was noch an Bewegungsrichtung hinzukommen kann, ist eine Neigung aus der Hüfte nach rechts.

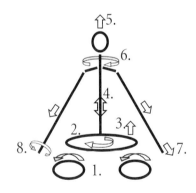

Gerade Pfeile geben gerade Bewegungsrichtungen an, gebogene Pfeile geben Rotationsrichtungen an. Kein Körperteil bleibt bewegungslos, jedes hat seine eigene Tendenz, einige wirken in Gruppen zusammen.

Achten Sie bei diesen Variationen darauf, wie die Kräfte wirken.

Wenn Sie sich gut nach rechts neigen können und ihre linke Hüfte Sie unterstützt, können Sie die Dehnung des Fußes auch mit dem Unterarm nahe des Ellbogens ausführen. Beckenbewegung, Oberkörperbewegung und Schulterbewegung sind aus einem Stück und gehören zusammen.

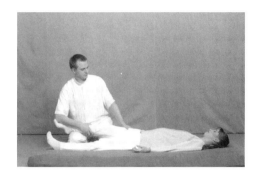

Die Arbeit am *Magen-Meridian* kann man auch mit den Unterarmen und mit dem Ellbogen ausführen. Wichtig ist dabei aber immer, daß sich der Oberkörper nicht nach vorne zusammenzieht und klein macht. Die Neigung kommt aus der Hüfte, nicht aus dem mittleren Oberkörper.

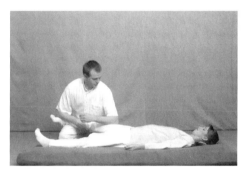

Wollen Sie den Ellbogen so wie hier einsetzen, achten Sie darauf sich das Bein des Empfangenden möglichst weit nach vorne auf ihre Knie zu legen. So behalten Sie genügend Abstand und müssen sich nicht zusammenziehen und klein machen.

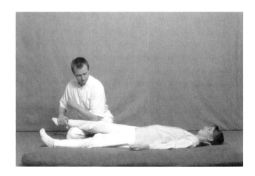

Achten Sie auch bei der Arbeit am Unterschenkel darauf die Drehbewegung von Becken, Oberkörper und Schultern beizubehalten. Je näher Ihre Hände zusammenkommen, umso schwieriger wird dies. Die Schultern neigen dann leicht zur Verspannung und Sie sollten eine andere Position wählen.

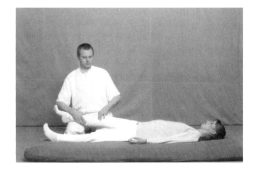

Der rechte Oberschenkel unterstützt den Unterschenkel, bleibt aber so weit von der Ferse entfernt, daß diese bei der Dehnung des Fußes nach unten nicht gegen den Oberschenkel gedrückt wird. Sonst würde die Dehnung gesperrt und für die Empfangende unangenehm.

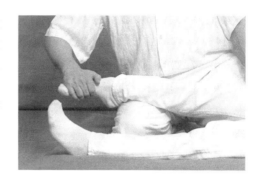

Als Variation können Sie sich auch etwas seitlicher setzen und den Unterschenkel auf dem Boden ablegen. Das rechte Knie der Empfangenden auf dem linken Oberschenkel des Behandelnden muß außerhalb ihrer Körpermittellinie liegen, da es sonst in ihrer Leiste sperrt.

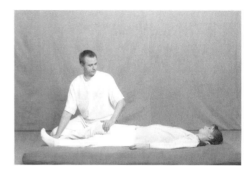

Der Fersensitz ohne Fersenkontakt.

Wenn man den *Seiza* verläßt und das Becken sich anhebt, kann der Oberkörper nur in die Bewegung nach vorne. Seitliche Bewegungen und Rotationen fallen weg. Der Behandelnde muß darauf achten, daß er nicht zuviel Spannung im Bereich des Beckens, der Beine und der Rumpfmuskulatur aufbaut.

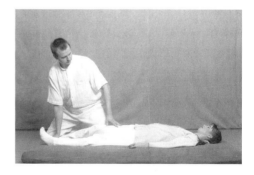

Da rechte Fuß der Empfangenden tiefer liegt als ihr Knie, gleicht der Behandelnde dies aus, indem er seinen rechten Ellbogen streckt und den linken anwinkelt. Zusätzlich neigt er sich in den Schultern nach rechts. Dies ist nur eingeschränkt möglich, weil diese Neigung nicht aus dem Becken kommt.

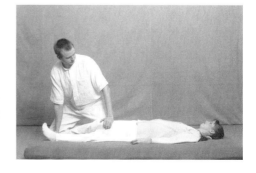

Die Behandlung des *Milz-* und *Leber-Meridians* in dieser Position. Leber

Der Unterschenkel der Empfangenden liegt auf dem Oberschenkel des Behandelnden. Der Fuß hängt wieder frei, damit die linke Hand ihn nach unten dehnen kann. Jedesmal, wenn die rechte Hand den Fuß nach unten führt, kommt die linke Schulter nach vorne und unterstützt die linke Hand.

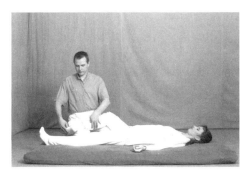

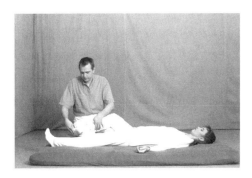

Die Gefahr dabei ist, daß sich die Körpervorderseite verkürzt. Das engt die Atmung ein. Immer wenn der Brustkorb einengt, kann die unterstützende Bewegung des Beckens nicht bis zur Schulter durchgehen. Als Folge davon fangen die Hände und Arme an zu drücken.

Die Innenseite des Beines läßt sich manchmal auch mit dem Ellbogen erreichen. Wie immer beginnt die Drehbewegung, die Sie hier in der Schulter sehen, im Becken. So können Sie den Ellbogen wohldosiert einsetzen.

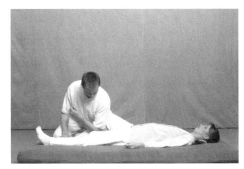

Am Oberschenkel in der Nähe des Knies ist es etwas einfacher, weil die Gefahr, sich auf der Körpervorderseite klein zu machen, nicht so groß ist.
Die Dehnung des *Milz-Meridians* in dieser Lage verbindet den Meridian sehr gut mit dem *Hara*.

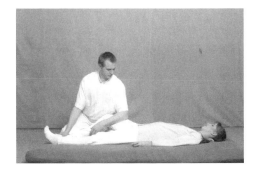

Das Becken rollt mit den Beinen nach rechts, der Oberkörper folgt. Gleichzeitig muß aber der Oberkörper sich soweit nach links neigen, daß er den Oberschenkel auch erreicht. Dadurch bekommt der linke Unterarm einen Zug am Oberschenkel der Empfangenden.

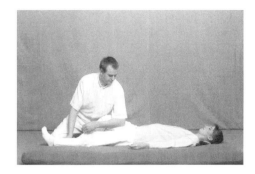

Das Gegenläufige der Körperbewegung nach rechts und die Neigung nach links kommt also aus der Hüfte.
Selbst wenn man nah am Knie arbeitet und der Oberkörper sehr senkrecht steht, muß die linke Schulter noch die Tendenz haben sich nach unten und vorne zu senken.

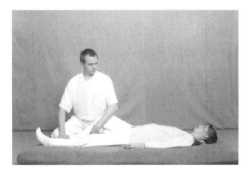

Wenn man auf engem Raum arbeitet, ist es manchmal sinnvoll die Unterarme anstatt der Hände zu benutzen. Bei dieser Behandlung des *Milz-Meridians* am Oberschenkel ist es so wie immer: Das Becken dreht nach rechts, die Beine rollen mit. Die Drehbewegung der Schultern nach rechts bringt die linke

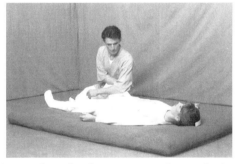

Schulter nach vorne. Die gleichzeitige Neigung des Oberkörpers aus der Hüfte in Richtung des linken Unterarms unterstützen diesen auf dem Meridian.

Wir finden also auch hier wieder das Gegenläufige: Während das Becken mit den Beinen nach rechts rollt und der Oberkörper leicht nach rechts dreht, kann die Neigung aus der Hüfte in entgegengesetzter Richtung erfolgen.
Interessant ist dabei, was eigentlich die Dehnung am Bein des Partners hervorruft: Es sind nicht die Arme! Die seitliche Bewegung des Beckens nach rechts mit Unterstützung der Knie gibt die Richtung der Dehnung an. Die Arme gehen in den Meridianverlauf und geben etwas Gewicht des Oberkörpers ab. So bleiben die Hände, Arme und Schultern immer entspannt, weil nichts „zupacken" muß.

Aus dem *Seiza* ins Wasserelement.

Die Behandlung des *Blasen-Meridians* läßt sich gut mit einer kleinen Dehnung verbinden. Wenn das Fußgelenk auf dem Oberschenkel ruht und die rechte Hand den Fuß umfaßt, reicht eine kleine Hüftdrehung nach rechts. Das bringt die Schultern in die gleiche Drehrichtung und schon entsteht eine kleine Dehnung. Hilfreich ist hierbei, wenn die Unterschenkel ein wenig nach rechts mitrollen. Das wirkt wie ein Förderband.

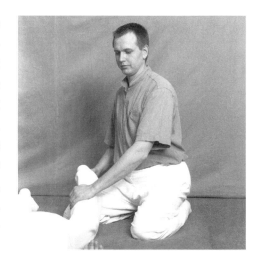

Wie Sie sehen, bewegt sich auch das Becken ein wenig nach rechts, wenn die Unterschenkel nach rechts rollen. Die Anhebung der linken Hüfte unterstützt den Oberkörper und die rechte Hand in der Dehnung des Fußes nach unten. Diese Dehnung kann auch mit einer sanften Fußrotation verbunden werden. Dazu sollte das Fußgelenk frei auf dem Oberschenkel des Behandelnden liegen, der Spann des Empfangenden darf sein Bein nicht berühren.

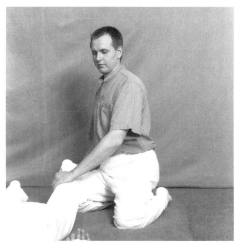

Zur Behandlung des *Nieren-Meridians* setzt der Behandelnde sich nach innen. Der Fuß des Empfangenden wird flach auf den Oberschenkel gelegt. Dann kann sein Daumen den Punkt *Niere 1* gut erreichen. Die Beckendrehung nach links bringt seine rechte Hand ins Spiel. Rollen seine Beine mit nach links, verstärkt dies wieder die Dehnung.

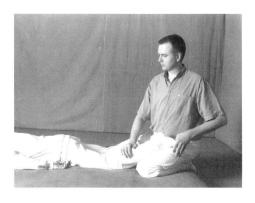

Wenn der Oberkörper die Drehung des Beckens nach links fortsetzt und die rechte Schulter dadurch nach vorne kommt, bleibt der rechte Arm und die rechte Hand vollkommen entspannt. So kann der Behandelnde auch bei empfindlichen Waden sehr genau fühlen, wann er die Grenze des Empfangenden erreicht hat.

In dieser Position fördert ein leichtes Rollen der Oberschenkel nach links die Dehnung des *Nieren-Meridians*. Sofort kommt er an die Oberfläche.

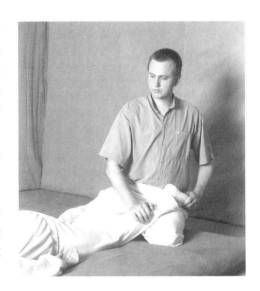

Haben Sie Lust auf einen Test?

Vielleicht haben Sie inzwischen schon einen Eindruck, wann Bewegungen gegenläufig ausgeführt werden und wo die Gegenläufigkeit genau stattfindet. Bitte betrachten Sie aufmerksam diese drei Bilder und finden Sie es heraus.

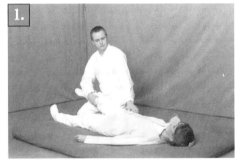

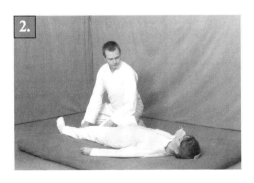

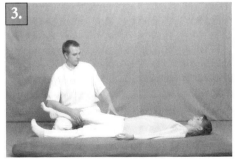

1: Beckenbewegung, Schulterdrehung und Oberkörperneigung nach rechts. Nur der linke Arm strebt gegenläufig. 2: Beckenbewegung und Schulterdrehung nach rechts, Oberkörperneigung aber nach links zur Unterstützung des linken Arms. 3: Alles dreht rechtsherum oder neigt sich nach rechts, ohne Gegenläufigkeit.

Die gleichen Bewegungsprinzipien gelten auch bei der Arbeit am Arm.

Den Unterarm des Empfangenden legt sich der Behandelnde über seinen linken Oberschenkel. Die Dehnung erreicht er durch eine kleine Beckenbewegung nach links mit gleichzeitiger Linksdrehung des Oberkörpers. Die Beine bewegen sich mit nach links, indem sie über den Boden rollen.

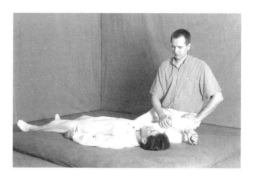

Bringt der Behandelnde die linke Hand dazu, kann er den *Herz-Meridian* behandeln. Die Dehnung hält er solange aufrecht, wie sich sein Oberkörper weiterhin nach links dreht und seine Beine nach links rollen. Zur Unterstützung kann sich der Oberkörper leicht nach links neigen.

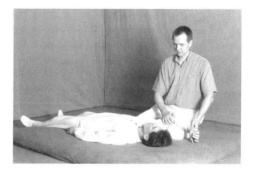

Wenn er nur am Unterarm arbeiten möchte, geht dies natürlich auch. Nur darf jetzt das linke Bein nicht rollen, weil er es als Unterlage für die Dehnung des Unterarms benutzt. Die Oberkörperbewegung ändert sich etwas: Statt Neigung betonen Sie nun die Drehung in den Schultern nach links.

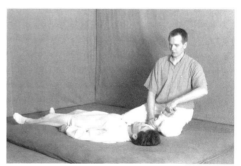

Das Becken hebt sich leicht in der rechten Hüfte an, der Oberkörper dreht nach links und bringt die rechte Hand ins Spiel. Gleichzeitig wird die linke Hand durch die linke Schulter, die sich leicht nach hinten wendet, zurückgezogen. Versuchen Sie das Gleiche, ohne Ihr Becken zu bewegen. Es fehlt was.

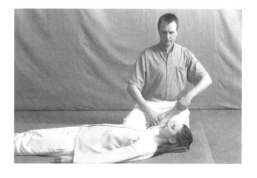

Wenn er den Oberarm behandelt, liegt die Ellbogenbeuge über seinem Knie. Auch hier sorgt die Körperdrehung für die Dehnung und gleichzeitig für die Behandlung auf dem Meridian. Das Rollen der Knie ist hier besonders wichtig, weil er ansonsten keine Drehbewegung in der Hüfte braucht.

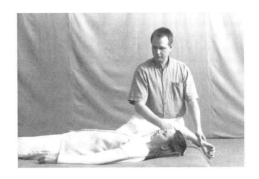

Die Verbindung des Meridians zum Oberkörper beziehungsweise zum *Hara* läßt sich auch auf diese Weise herstellen. Der Oberkörper dreht wie zuvor nach links, die rechte Schulter schiebt aber die rechte Hand fußwärts. Gleichzeitig sorgt die linke Schulter für den Zug der linken Hand.

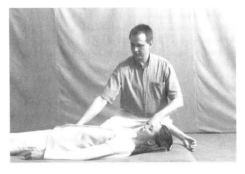

Die Grenzen der Position *Seiza* liegen in der geraden Richtung nach vorne.

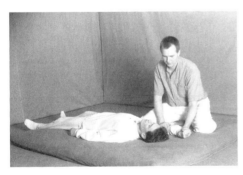

Wenn die Richtung des Drucks gerade nach vorne geht, muß der Oberkörper auch genau diese verbeugende Bewegung nach vorne machen. Und auch das Becken muß nach vorne rollen und den Oberkörper unterstützen. Je niedriger das Becken des Behandelnden dabei ist, umso schwieriger wird dies.

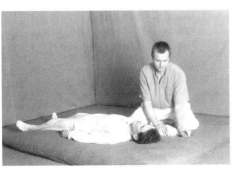

Ein bißchen kann man sich behelfen, in dem man sich etwas schräg setzt. Aber wie Sie sehen, neigt der Oberkörper zur Kompression seiner Vorderseite, um Druck von oben aufzubauen. Daher ist es in solchen Fällen besser die *Samurai-Position* zu wählen, denn der Fersensitz ist zu niedrig.

Ganz wesentlich für die Position *Seiza* ist die Beweglichkeit des Beckens.

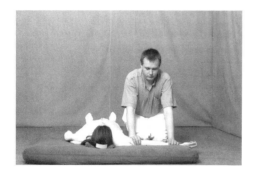

Wenn im *Seiza* der Abstand der Knie zu eng gewählt wird, weigert sich das Becken sich zu bewegen. Dann verkürzt sich die Oberkörpervorderseite, damit die Schultern unterstützt werden und nach vorne in Richtung der Hände Druck ausüben können. Gleichzeitig verkürzt sich der Nacken.

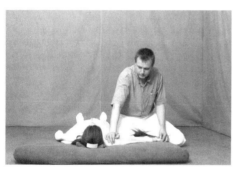

Natürlich hilft es auch nicht, den Abstand der Knie zueinander weiter zu wählen, und trotzdem aus der Schulter heraus zu drücken. Jetzt werden die Möglichkeiten, die das Becken zur Unterstützung der Arme hätte, einfach nicht genutzt.

Der Oberkörper muß sich nach links drehen, damit die rechte Hand Gewicht auf die Schulter der Empfangenden bringt und die linke Hand einen leichten Zug ausführen kann. So entsteht zwischen beiden Händen eine leichte Dehnung. Der Oberkörper hält sich möglichst aufrecht.

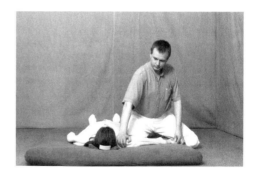

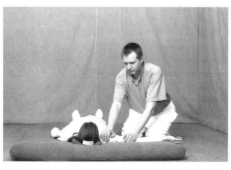

Seiza mit aufgestellten Zehen. Die Spannung in Becken, Bauch und unteren Rücken nimmt dadurch zu. Dann ist die Hüfte blockiert und kann den Oberkörper nicht ausreichend unterstützen. So können auch die Schultern nichts für die Arme tun. Am Ende wirken die Hände verloren und kraftlos.

Der Nachteil der Position *Seiza*: Sie bringt wenig Gewicht in die Hände.

Im *Seiza* kann der Behandelnde nicht sehr viel Druck ausüben. Daher wird bei Rückenbehandlungen meistens die *Krabbelposition* bevorzugt. Wenn es aber mal eine leichte Arbeit am Rükken sein soll, ist *Seiza* durchaus die geeignete Position.

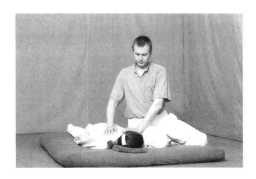

Wenn die *Mutterhand* auf dem Kreuzbein etwas mehr Kontakt bieten soll, kann der Unterarm weiterhelfen. Er wird mit der weichen Unterseite (Yin-Seite) nah dem Ellbogen aufgelegt. Der Oberkörper stützt sich darauf ab und bringt das Gewicht ins Spiel. Die linke Schulter kommt nach vorne.

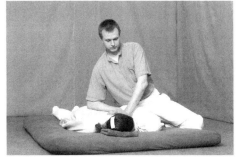

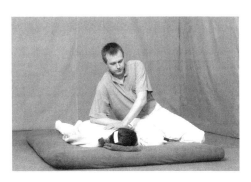

Wenn der Körper sich aber nicht genügend aufrichtet und dreht, wird die linke Schulter blockiert und kann den linken Arm nicht mehr ausreichend unterstützen. Dies verhindert eine sich nach oben schraubende und nach rechts drehende Bewegung des Oberkörpers.

Wenn statt dessen versucht wird aus der linken Schulter heraus als Unterstützung der linken Hand zu drücken, geht die linke Schulter hoch und zieht den Kopf als Ausgleich nach links.
Die Stellung des Beckens und der Hüfte ist in beiden Fällen in Ordnung. Nur die linke Schulter setzt es nicht um.

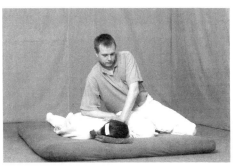

Die Drehung des Oberkörpers in der Wirbelsäule in der Position *Seiza*.

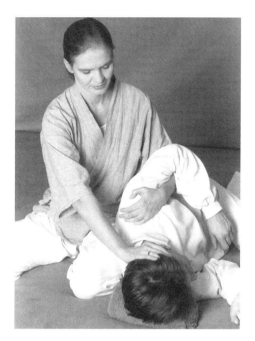 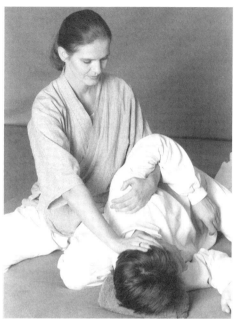

Das Becken dreht die Behandelnde in diesem Beispiel nicht rechts herum im Uhrzeigersinn, wie bei der normalen Schulterrotation, sondern entgegengesetzt. Die Drehachse verläuft genau durch ihre Wirbelsäule. Dadurch kommt die rechte Schulter nach vorne und hält den Kopf des Empfangenden sanft auf dem Kissen fest, ohne zu erdrücken. Mit der linken Schulter bewegt sie sich zurück und zieht mit der linken Hand an der Schulter des Empfangenden. So entsteht zwischen ihren beiden Händen eine Dehnung.

Wenn Sie das ausprobieren, sollten Sie dabei so sitzen, daß Ihre Wirbelsäule möglichst senkrecht ist. Meistens ist dies der Fall, wenn die Knie des Behandelnden auf Höhe des Nackens des Empfangenden sind. Auch wenn der Oberkörper in der Rotation ein wenig geneigt wird, bleibt die Drehachse doch genau in der Wirbelsäule. Wenn sich etwas verdreht, wie sie zum Beispiel an einem Handtuch ausprobieren können, verkürzen sich die beiden Enden. Die gleiche Bewegung wie beim Handtuch würde im Oberkörper zu einer Kompression führen, die die Atmung beeinträchtigt und den Oberkörper verspannt. Achten Sie also darauf, daß sich Ihr Oberkörper mit der Drehbewegung immer ein wenig nach oben schraubt. So entgehen Sie dem Gefühl eingezwängt zu sein.

Diese Bewegung nach oben ist nur sehr leicht. Ich empfehle Ihnen diese Dehnung auszuprobieren, während Sie tief einatmen. Die Weitung und Anhebung des Brustkorbs in der Phase der Einatmung entspricht genau der nach oben schraubenden Bewegung, die ich meine. Wenn Sie ein Gefühl dafür haben, können Sie diese Dehnung mit nach oben schraubender Tendenz natürlich auch während der Ausatmung ausführen.

Auch wenn Sie diese Dehnung sehr stark ausführen möchten, der Aufwand bleibt minimal. Sie brauchen nur etwas mehr die Hüfte drehen. Weil für die Dehnung keinerlei Kraft der Arme notwendig ist, können die Hände fühlen und mit dem Empfangenden in Kontakt sein. So spüren Sie, wo Sie auf Widerstand treffen und es für den Empfangenden nicht mehr angenehm ist.

Am unangenehmsten ist es für den Empfangenden, wenn sein Kopf in den Boden gedrückt wird. Probieren Sie mal diese Dehnung so auszuführen, daß der Kopf nur leicht daran gehindert wird der Schulter zu folgen. Wenn Sie diese Dehnung aus einer Rotation heraus einsetzen, bekommt sie für den Empfangenden einen ganz anderen Charakter.

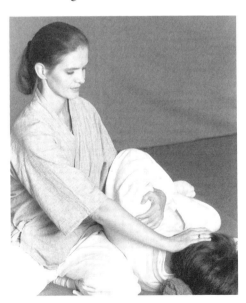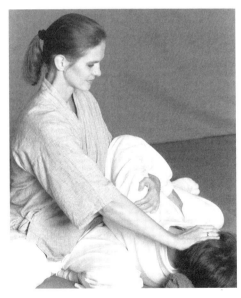

Das Gleiche nochmal aus einem anderen Blickwinkel: Die Beckendrehung unterstützt die rechte Hand, die linke Hand ist gegenläufig. Gleichzeitig schraubt sich die Behandelnde im Oberkörper leicht nach oben. Die Hände bleiben ganz entspannt. So wird die Dehnung angenehm für den Empfangenden.

Die Beine und das Becken in gegenläufiger Bewegung in *Seiza*.

Anders als es sonst üblich ist dürfen hierbei die Unterschenkel nicht in Richtung des Oberkörpers mitrollen. Im Gegenteil. Die Unterschenkel rollen leicht nach links und damit entgegengesetzt zur Oberkörperbewegung. Das Becken dreht aber immer wie der Oberkörper. Das Entgegengesetzte entsteht also genau zwischen Beinen und Becken.

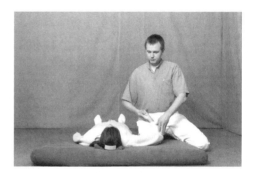

Der Behandelnde dreht seinen Oberkörper nach rechts und unterstützt seine rechte Schulter und die rechte Hand, mit der er den Unterarm der Empfangenden zieht. Gleichzeitig bietet das rechte Knie an ihrer Ellbogenbeuge den nötigen Halt für den Arm, darf also nicht mit nach rechts rollen.

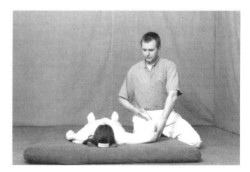

Die Schulterbewegung bringt gleichzeitig die linke Schulter nach vorne zur Unterstützung der linken Hand. Wenn er näher am Ellbogen arbeiten will, muß seine linke Schulter weiter nach vorne und sein linker Ellbogen muß sich mehr strecken.

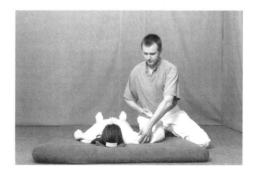

Wenn der Behandelnde in dieser Position am Schulteransatz arbeiten will, muß er seinen Oberkörper zusätzlich neigen, ohne allerdings die ursprüngliche Drehbewegung nach rechts und damit die Dehnung des Armes aufzugeben. Das rechte Knie hält weiterhin gegen die Ellbogenbeuge.

Wenn Sie dies üben wollen, lassen sie zunächst Ihre Unterschenkel ruhen. Wenn Sie im Oberkörper sicher sind, nehmen Sie die Rollbewegung in den Beinen auf.

Die Neigung und Drehung im Oberkörper bestimmt den Druck und Zug.

Die Beine bleiben zentriert und das Becken dreht sich nach rechts. Wenn sich die rechte Schulter dann stärker nach hinten bewegt, wird sie durch eine Neigung des Oberkörpers in die gleiche Richtung unterstützt. Jetzt ist die Dehnung des Unterarms recht kräftig, die linke Hand bietet aber wenig Druck.

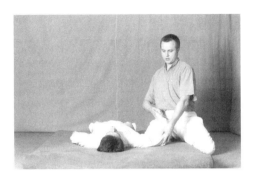

Findet im Oberkörper keine Neigung, sondern nur eine Rechtsdrehung statt, die vom Becken ausgehend nach oben zu den Schultern weitergeleitet wird, kann die rechte Hand nur leicht dehnen. Die linke Hand geht mit etwas mehr Druck vor. Beide Hände sind etwa gleichstark.

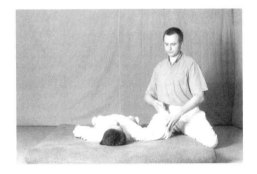

Neigt sich der Oberkörper mehr nach vorne bei gleichzeitiger Rechtsdrehung des Beckens, kommt die linke Hand stärker ins Spiel, die Dehnung aus der rechten Hand wird dagegen vernachlässigt. So kann zwischen Druck und Zug variiert werden. Entscheidend ist allein die Neigung des Oberkörpers.

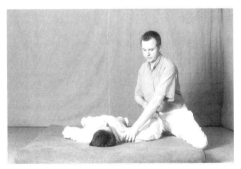

Die gleiche Technik in der Behandlung des *Dreifachen-Erwärmer-Meridians*. Der Behandelnde umfasst in leicht gedrehter Position zum Empfangenden dessen rechte Hand und dehnt sie nach unten. Diese Bewegung kommt aus der Schulter wird unterstützt durch die Neigung des Oberkörpers nach rechts.

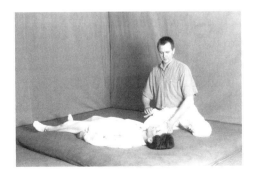

Die Rückwärtsneigung im *Seiza*.

Wenn der Behandelnde so wie hier im Becken etwas nach hinten rollt, gibt es in seinem Oberkörper einen Impuls zu folgen und sich leicht nach hinten zu lehnen. Gleichzeitig streckt sich aber die Wirbelsäule auch leicht nach oben. Die Arme bleiben ganz entspannt und leiten den Zug weiter.

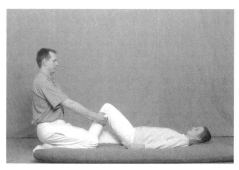

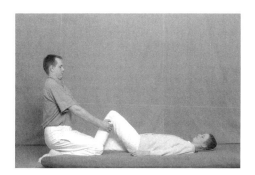

Hier bleibt der Behandelnde in seinem Becken steif und spannt seine Bauch-muskulatur und die Muskulatur des Beckenbodens an. Ohne Unterstützung versuchen seine Schultern Kraft aus-zuüben, verspannen sich und gehen da-bei hoch. Als Folge davon werden die Arme hart und die Hände gefühllos.

Wenn das Becken zwar etwas nach hin-ten abrollt, der Oberkörper aber auf sei-ner Vorderseite einknickt, ist die At-mung weitestgehend blockiert und die Schultern kraftlos. Dann fangen die Hände an zu kneifen und bleiben nicht entspannt.

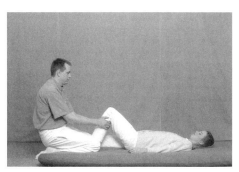

Auch hier kommt der Impuls zur Deh-nung aus dem Becken. Die Füße brau-chen dabei nicht angehoben werden. Sie liegen in den Handflächen und die Hände ruhen auf den Oberschenkeln des Behandelnden, möglichst nah an seinen Knien. Diese Dehnung kann er ohne Anstrengung halten.

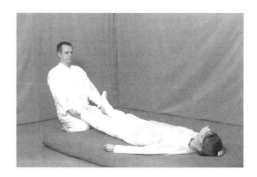

Krabbelposition in Aktion

Die *Krabbelposition* fällt den meisten Shiatsu-Praktikern am leichtesten. Sie bringt viel Gewicht in die Hände und damit auf den Körper des Empfangenden. Gerade Anfänger trauen sich oft nicht ihr ganzes Gewicht einzusetzen und müssen dazu ermutigt werden. Da die Gewichtsverlagerung in der *Krabbelposition* meistens sehr gut kontrolliert werden kann, läßt sich auch mit viel Gewichtseinsatz sensibel arbeiten.

Was im Folgenden für die *Krabbelposition* dargestellt wird, gilt in der Regel auch für die *Standposition*. Diese ist im Grunde eine *Krabbelposition* mit einem aufgestellten Fuß. Wie Sie an nebenstehendem Photo erkennen können, sind sich beide Positionen sehr ähnlich. Sie müssen schon genau hinsehen um herauszufinden, um welche Position es sich hierbei handelt.

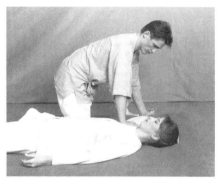

Eine weitere Variation ist eine *diagonale Krabbelposition*, bei der ein Knie etwas weiter vorgezogen wird und auch die Hand auf der gleichen Körperseite etwas weiter vorne arbeitet. Diese Variation wird oft eingesetzt, wenn aus der *Krabbelposition* heraus seitlich gearbeitet werden soll.

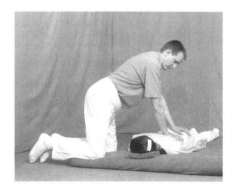

Den meisten Gewichtseinsatz kann oft der Rücken des Empfangenden vertragen. Bei der Arbeit am Oberkörper ist aber die Atmung des Empfangenden zu beachten. Auch wenn viel Gewicht in der Phase der Ausatmung zum Einsatz kommt, muß die Einatmung ungehindert zugelassen und das Gewicht zurückgenommen werden. Dies führt von ganz alleine zu einem rhythmischen Arbeiten, welches Sie in diesen Photos nicht wiedergegeben finden, aber beachten sollten.

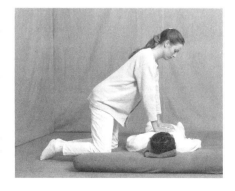

Der *Bärengang*: Mit dem Atemrhythmus den Rücken entlang.

Die Behandelnde kniet zu Beginn vor dem Kopf des Empfangenden mit leicht zurückgesetztem Becken. Wenn sie nun beim Ausatmen des Empfangenden ihr Becken nach vorne bewegt, kommt der Druck ihres Körpergewichtes in den Händen an. Die Hände liegen rechts und links der Wirbelsäule.

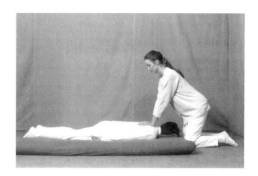

Sie wechselt nun bei jedem Atemzug die Körperseite, auf der sie ihren Druck konzentriert, und wandert dabei langsam den Rücken herunter. Die Daumen berühren leicht die Dornfortsätze der Wirbelsäule, der Druck liegt aber in der Handwurzel auf dem Muskelstrang seitlich davon.

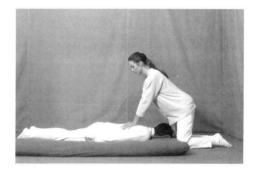

Auch weiter vorne bleibt ihr Rücken gerade. Sie variiert den Druck allein durch das Vor- und Zurückverlagern ihres Oberkörpers. Sie vermeidet jede Anstrengung und läßt ihr Körpergewicht arbeiten. Atmet der Empfangende ein, nimmt sie ihr Körpergewicht etwas zurück und gibt ihm Raum.

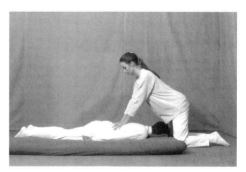

Wenn sie am Becken angekommen ist, kann die Behandelnde beide Hände auf das Kreuzbein legen. Durch die Verlagerung ihres Körpergewichtes noch weiter nach vorne, bringt sie die Lendenwirbelsäule in eine sehr angenehme Dehnung. Die Atmung des Empfangenden wird vertieft.

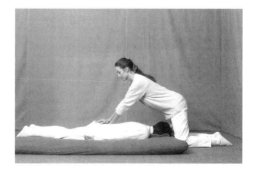

Das Aufstellen der Zehen ist überflüssig.

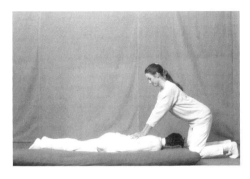

Aufgestellte Zehen sind immer ein Zeichen zu hoher Spannung im Rücken und auf der Rückseite der Oberschenkel. Wer sein Gewicht zurückhält, muß den notwendigen Druck mit Muskelkraft erzeugen. So hat die Berührung entweder nicht die Tiefe, die sie haben könnte, oder zuviel Spannung.

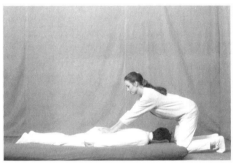

Hier sehen Sie deutlich, wie sich die Behandelnde nicht traut ihr Körpergewicht einzusetzen. Das zurückgestellte Becken und die Spannung im Rücken ziehen sie zurück.

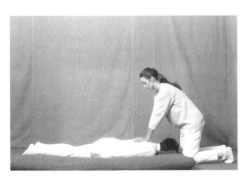

Wenn das Becken nicht nach vorne geht und dadurch zu wenig Gewicht zum Einsatz kommt, neigt der Oberkörper dazu nachzudrücken. Durch eine Verkürzung der Körpervorderseite spannt sich der Oberkörper an und drückt über die Schultern in die Arme.

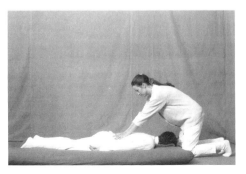

Wie anstrengend diese Variante ist, sehen Sie hier. Es ist sehr schwer auf diese Weise das Kreuzbein zu erreichen und eine angemessene Dehnung der Lendenwirbelsäule aufzubauen.

Während des *Bärengangs* kann auch die *Standposition* gut genutzt werden.

Durch das aufgestellte Bein trauen sich manche Therapeuten etwas leichter ihr Körpergewicht einzusetzen, weil sie es nun leichter zurücknehmen können. Die Schrägstellung des Ober- und Unterschenkels nach hinten entspricht dem gleichen Winkel wie die Schrägstellung der Arme nach vorne.

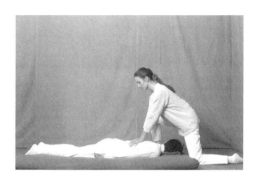

Wenn die Behandelnde wie hier bis hinunter zum Kreuzbein geht, sieht man die Schrägstellung zwischen Armen und Beinen immer gleichbleibend. Die mehr schräg ansetzenden Arme werden unterstützt von den sich schräg neigenden Beinen. Der Oberkörper bleibt so ohne Anstrengung.

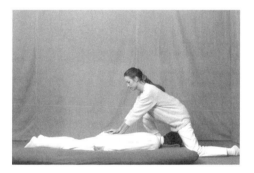

Schauen Sie sich diesen Zusammenhang zwischen der Neigung der Arme und der Neigung von Ober- und Unterschenkel noch einmal von dieser Seite an. Die Neigungswinkel sind zur Verdeutlichung mit einem Strich eingezeichnet.

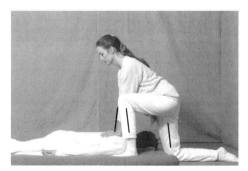

Sind die Hände auf dem Kreuzbein, entspricht die Neigung der Arme der Neigung in den Beinen. Dies ist wie bei einer Schere. Beide Seiten wirken zusammen am besten.

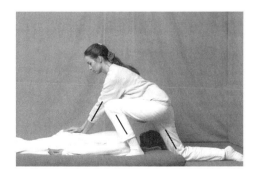

Die *Standposition* ist die ideale Position für die *Beinrotation*.

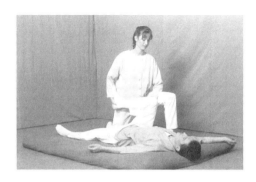

Eine Hand umfaßt die Ferse des Empfangenden, die andere Hand unterstützt ihn seitlich am Knie. Durch die
kreisende Bewegung des Beckens
nimmt die Behandelnde das Bein mit
in die Rotation. Hierbei ist es vorteilhafter, wenn zu Beginn am Anfangspunkt der Rotation das kniende Bein
im Oberschenkel senkrecht steht. Im
weitesten Punkt der Rotation sollte der Unterschenkel des aufgestellten Beines
dann senkrecht stehen.

Bei sehr mobilen Empfängern müssen Sie ihr Bein schon etwas weiter in die
Rotationsrichtung als Ausgangspunkt bringen. Rutschen Sie entsprechend nach
und beginnen Sie dann die Rotation. Wenn die Bewegung zwischen Anfangspunkt und dem weitesten Rotationspunkt zu groß gewählt ist, überfordern Sie
sich und Sie werden das Bein nicht mühelos und sicher in die Rotation führen
können.

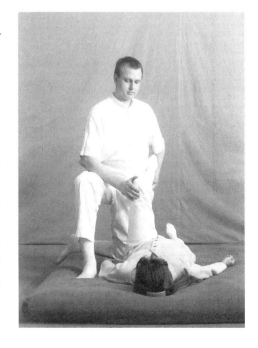

Bei der Beinrotation kann man sich mit
dem Unterarm nahe des Ellbogens auf
seinem eigenen Oberschenkel abstützen. So entsteht ein Viereck, gebildet
aus rechtem Oberschenkel, rechtem
Unterarm, Unterschenkel der Empfangenden und dem Becken des Behandelnden. Bewegen Sie dieses Viereck
einmal im Kreis, ohne es besonders zu
verändern. Wenn Sie eine bewegliche
Empfängerin haben, müssen Sie dieses Viereck ein wenig variieren, indem
Sie in der Vorwärtsbewegung und
Außenrotation die rechte Hand sinken
lassen und so das Knie der Empfangenden zum Boden führen.

Die Armrotation und Armdehnung in der *Standposition*. Lunge

Die rechte Hand umschließt locker die Schultergelenkswölbung der Empfangenden. Die linke Hand greift mit dem Daumen in die Handfläche und umschließt mit den Fingern das Handgelenk. Die Anfangsposition ist so gewählt, daß der linke Unterschenkel nicht ganz senkrecht steht.

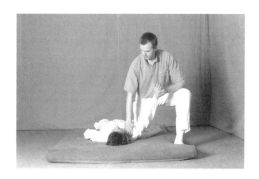

Dann bewegt sich der Oberkörper nach vorne und bringt den Arm der Empfangenden *ohne besondere Dehnung* zum Boden. Dabei spürt die rechte Mutterhand an der Schulter, ob es im Schultergelenk sperrt. Die führende linke Hand kann den Winkel zum Kopf variieren.

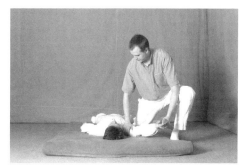

Erst jetzt, wenn der Arm der Empfangenden auf dem Boden liegt, kommt der Moment der Dehnung. Er ist sehr kurz und geht sofort über in die Rückholbewegung des Armes in die Ausgangslage. Die Dehnung erfolgt durch die Vorwärtsbewegung des Beckens des Behandelnden, nicht aus den Armen!

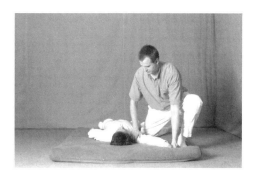

Bei der Rückholbewegung des Armes kann man den Weg variieren: Mal geht es näher zum Kopf und mal weiter außen herum zurück. Die Anhebung des Armes kommt in erster Linie aus der Aufrichtung des Behandelnden und wird durch das Anwinkeln des linken Armes im linken Ellbogen unterstützt.

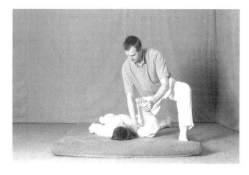

In der Ausgangsstellung ist der Oberkörper des Behandelnden wieder ganz
aufgerichtet.

Der Arm wird an dieser Stelle nicht gedehnt, denn dazu müßte die Schulter
mit der rechten Hand am Boden fixiert
werden, und das ist oft unangenehm.

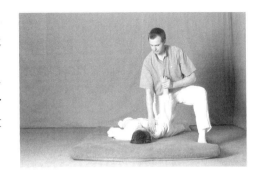

Das linke Bein muß bei der Verlagerung das ganze Gewicht nach vorne aufnehmen. Über die rechte Hand gibt der Oberkörper kein Gewicht ab, die rechte Hand
fühlt nur. Daher ist der richtige Abstand bei diesem Stand von besonderer Be-
deutung. Probieren Sie es ein paar mal aus, bis Sie den richtigen Abstand zwischen ihrem Knie und dem aufgestellten Fuß gefunden haben.

Die Dehnung ist nur kurz und genau in dem Moment, in dem aus der Vorwärtsbewegung eine Rückholbewegung wird. Gestalten Sie diesen Moment rund.

Der richtige Abstand in den Beinen im Moment der höchsten Dehnung.

Hier sehen Sie nochmal den Moment
der Dehnung aus einem anderen Blickwinkel: Der rechte Oberschenkel und
der linke Unterschenkel sind nur leicht
über die senkrechte Achse hinaus nach
vorne verlagert. So können beide das
ganze Gewicht des Körpers optimal
aufnehmen.

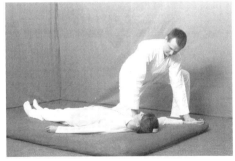

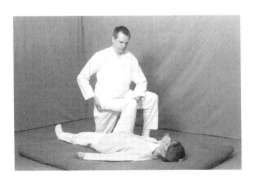

Das gleiche gilt natürlich auch für die
Beindehnung. Wenn Oberschenkel und
Unterschenkel schon zu Beginn der
Dehnung senkrecht stehen wie hier, wie
soll der Behandelnde dann nach vorne
in die ganze Dehnung verlagern, ohne
umzufallen? Der linke Fuß muß hier
deutlich weiter nach vorne.

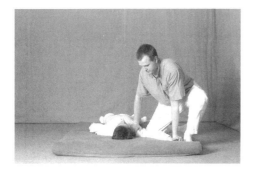

Hier nimmt der Behandelnde seinen Oberkörper zu weit mit und steht genau senkrecht über dem Arm der Empfangenden. So kann er zwar Gewicht nach unten abgeben, aber nicht vorwärts dehnen. Versucht er trotzdem eine Dehnung, kann sie nur noch mit Kraft aus den Armen kommen.

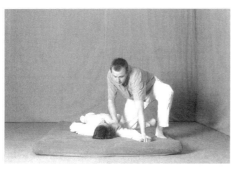

Die Beinstellung ist hier gleichgeblieben. Um einen besseren Winkel für die Dehnung zu bekommen, wird der Oberkörper geduckt und die Arme schräg in Dehnrichtung positioniert. Aber auch diese Dehnung geht nur mit Kraft, weil die unterstützende Becken- und Oberkörperbewegung fehlt.

Krabbelposition ohne senkrecht stehende Oberschenkel?

Bei der Arbeit mit den Unterarmen kann es manchmal erforderlich sein die Oberschenkel schräg zu stellen, ohne ganz tief in *Seiza* oder noch tiefer in der *Froschposition* zu sitzen. Das können Sie aber nur machen, wenn der Oberkörper sein ganzes Gewicht über die Arme abgeben kann.

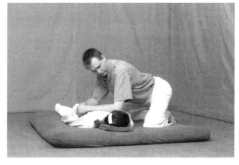

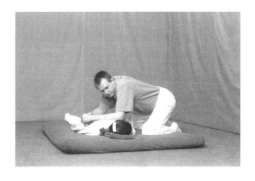

Wenn der Empfangende nicht so viel Gewicht an dieser Stelle verträgt, wählen Sie lieber eine passendere Position. Sonst werden Sie durch die schräggestellten Oberschenkel anfangen anzuspannen und den Oberkörper zurückziehen, um das Gewicht in den Armen zu entlasten.

Die Dehnung des *Magen-Meridians* in der *Standposition*.

Eine Hand führt das hochgeklappte Bein mit der Ferse zum Gesäß. Die andere Hand dehnt das Kreuzbein fußwärts und verhindert einen zu starken Druck in der Lendenwirbelsäule. Die Schwierigkeit besteht darin, nicht in den Schultern zu verspannen oder im Brustbein zu eng zu werden.

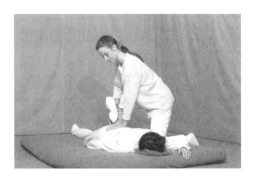

Wenn die Behandelnde das andere Bein zur *Standposition* aufstellt, hat sie mehr Möglichkeiten. Sie kann die Hand am Kreuzbein mit ihrem linken Knie über den Ellbogen und den Unterarm unterstützen und erreicht so viel müheloser einen wirksamen Schutz der Lendenwirbelsäule.

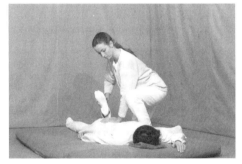

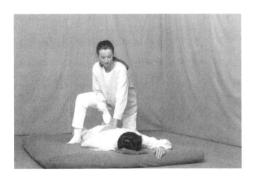

Wenn sie sich nicht seitlich im rechten Winkel zur Längsrichtung des Empfangenden kniet, wird es schwieriger für sie mit der Hand am Kreuzbein eine ausreichende Unterstützung zu bieten. Die linke Hand kann so nur noch durch die linke Schulter unterstützt werden, die sich eng macht und heranzieht.

Der *Magen-Meridian* läßt sich in der Rückenlage nach der Beinrotation sehr gut dehnen. Dazu hält der Behandelnde mit der linken Hand das Bein der Empfangenden im Oberschenkel senkrecht. Die rechte Hand führte den Fuß mit der Ferse zum Gesäß und dehnt die Vorderseite des Unterschenkels.

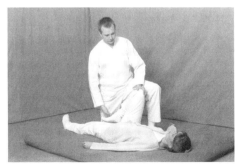

Variationen der Krabbelposition beim Anheben des Empfangenden.

Manchmal liegt die Empfangende nicht mehr in der Mitte des Behandlungsplatzes und man möchte sie wieder in die Mitte bringen. Dazu hebt der Behandelnde die Beine der Empfangenden an den Fersen an, bis ihr Becken leicht mitangehoben ist. Der Oberkörper bleibt dabei aufrecht.

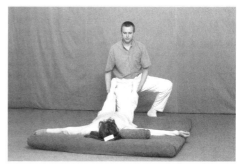

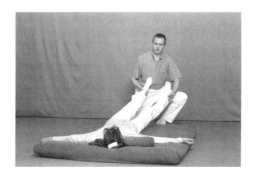

Mit einem Schwung bringt er dann das Becken der Empfangenden wieder zur Mitte. Die Position des Behandelnden im Bild hat nur einen Fehler, erkennen Sie ihn? Das linke Bein steht nicht senkrecht und am Ende der schwungvollen Bewegung kommt der Oberkörper in eine angestrengte Position.

Auch diese Lockerung des Beines durch schwingende Bewegungen nach rechts und links können Sie in einer Variation der *Krabbelposition* machen, dem aufrechten knien. Für mich ist sie deshalb eine Variation der *Krabbelposition*, weil das gleiche gilt wie auch sonst für die *Krabelposition*: Die Oberschenkel stehen senkrecht.

Die Arme können locker bleiben, wenn die Anhebung des Beines durch eine leichte rückwärtige Neigung des Oberkörpers unterstützt wird. Die Schwingung nach rechts und links kommt aus der Hüfte und setzt sich über die Schultern und die Arme fort.

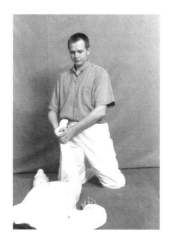

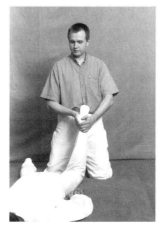

Die Rumpfbewegung dehnt den Arm.

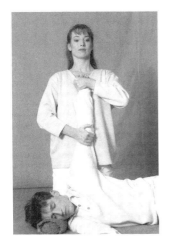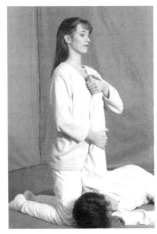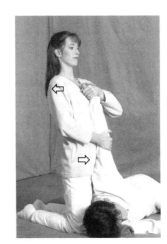

Bei dieser Armdehnung kniet die Behandelnde hinter den Schultern des Empfangenden. Seine linke Hand greift sie mit ihrer linken Hand, die andere Hand unterstützt am Ellbogen. Dann bringt sie ihr Becken leicht nach vorne und den Oberkörper gleichzeitig zurück, also eine gegenläufige Bewegung des Rumpfes. Ihre Beine berühren leicht die Schulter des Empfangenden, ohne zu drücken. Unter Umständen muß der Abstand größer gewählt werden.

Frauen nehmen den Arm am besten gestreckt vor ihre Mitte zwischen ihre Brüste und die Hand auf das Brustbein. Männer drehen sich etwas seitlich und nehmen die Hand unter das Schlüsselbein. Dadurch drehen sie sich mit ihren Genitalien so weit weg, daß sie den Empfangenden nicht damit berühren. Dies wäre einer Shiatsu-Behandlung nicht angemessen.

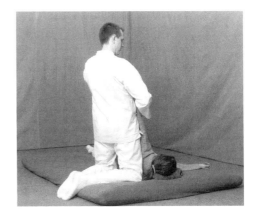

Der Behandelnde steht hier etwas gedreht. Der linke Arm der Empfangenden liegt vor seinem rechten Oberschenkel und ihre Hand unterhalb des rechten Schlüsselbeins (Medioclavikularlinie). Die Füße bleiben zusammen, die Knie sind schulterbreit auseinander und die Oberschenkel stehen senkrecht. Die Dehnung erfolgt durch die gegenläufige Bewegung im Rumpf.

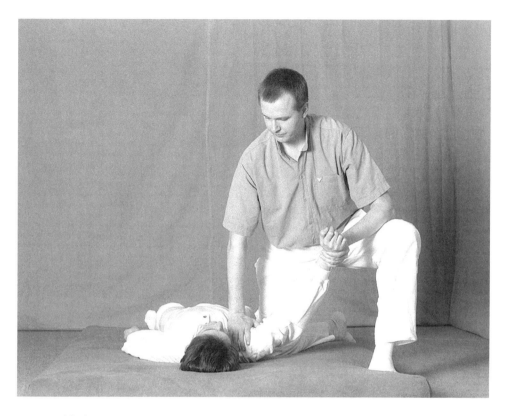

Die *Krabbelposition* und ihre Variationen, die *diagonale Krabbelstellung* und die *Standposition*, sind für Shiatsu-Anfänger am leichtesten zu lernen. Sie funktioniert am besten, wenn das Becken von einem senkrecht stehenden Oberschenkel (beziehungsweise Unterschenkel) unterstützt wird.

In dieser Position kommt sehr viel Gewicht zum Einsatz. Nicht immer ist das erwünscht. Dann muß der Behandelnde auf andere Positionen ausweichen.

Der Oberkörper bewegt sich in der *Krabbelposition* und in der *diagonalen Krabbelstellung* nur horizontal. Daher sind in diesen Positionen *Push-Pull-Technik* nur selten ausführbar. Bei einer *Push-Pull-Technik* ist immer ein gegenläufiges Element dabei. Diese Gegenläufigkeit, daß heißt zwei Richtungen zur gleichen Zeit, kann in der *Krabbelposition* nicht so gut erreicht werden wie in der *Samurai-Position*.

In der *Standposition* verläßt der Oberkörper die horizontale Ebene und richtet sich auf. Dadurch erweitert sich das Spektrum der Möglichkeiten, zum Beispiel bei den *Push-Pull-Techniken*.

Samurai-Position in Aktion.

Diese Dehnung in der Seitenlage habe ich Ihnen bereits vorgestellt. Beachten Sie bitte, daß die Dehnung hier nur durch eine Seitneigung nach links erfolgt. Weil auf die Drehung nach links verzichtet wird, kann die rechte Hand am Becken der Empfangenden keinen Widerstand bieten.

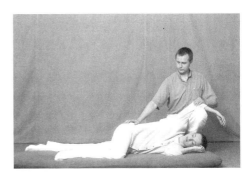

Durch die Drehung nach links kommt die rechte Schulter mehr ins Spiel. Die rechte Hand bietet jetzt an der Hüfte der Empfangenden etwas Widerstand. Die Dehnung wird dadurch noch klarer und kann wohldosiert sein. Und für den Behandelnden ist dies, mit etwas Übung, ohne Mühe durchführbar.

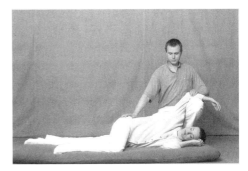

Etwas schwieriger, aber durchaus möglich, ist es die Dehnung mehr in das Becken zu bringen. Hier hält die Behandelnde mit ihrer linken Hand und dem linken Oberschenkel nur den Arm des Empfangenden. Die Aktion kommt von ihrer rechten Hand, die sein Becken in Richtung seiner Füße schiebt.

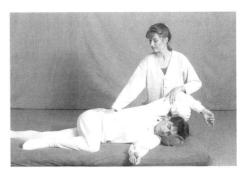

Stellt der Behandelnde das andere Knie auf, ohne an der Taille der Empfangenden Druck auszuüben, nutzt er die gleiche Technik zur Dehnung des Armes und der Schulter in Richtung des Halses. Die Behandlung des *Dünndarm-Meridians* und auch des *Dreifachen-Erwärmer-Meridians* bietet sich hier an.

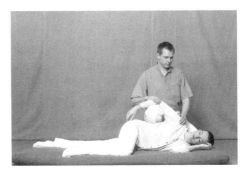

Die Dehnung des Arms über Kopf in der Seitenlage.

Hier wird die *Samurai-Position* dazu genutzt die *Yin-Meridiane* am Arm zu dehnen. Die rechte Hand greift dabei in die Hand des Empfangenden und dehnt sie zusätzlich durch eine leichte Abwärtsbewegung. Die linke Hand unterstützt diese Dehnung durch einen sanften Widerstand.

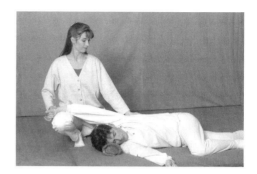

So lassen sich auch die Meridiane am Oberarm behandeln. Den linken Daumen setzt die Behandelnde in Verlängerung ihres Unterarms und senkrecht zum Meridian auf. Dazu öffnet sie den Ellbogen sehr weit. Sie darf sich hierbei nicht nach vorne neigen, sondern muß sich eher etwas zurückbewegen.

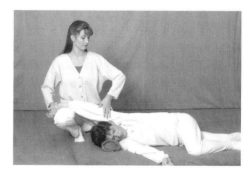

Wenn der Behandelnde oberhalb des Kopfes der Empfangenden sitzt, ergeben sich weitere Möglichkeiten zur Behandlung des Armes. Durch ein Zurücklehnen im Oberkörper wird der nötige Zug erreicht. Und die Rechtsdrehung des Oberkörpers bringt den nötigen Druck in die linke Hand.

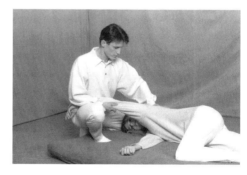

Bei diesen Anwendungen muß der Behandelnde allerdings darauf achten, daß der Arm des Empfängers nicht im Ellbogengelenk gehebelt wird. Auf dem unteren Bild erkennt man, wie der Behandelnde den Arm der Empfangenden am Ellbogen greift und unterstützt. Um dies ermüdungsfrei tun zu können, stützt er seinen rechten Unterarm auf seinem Oberschenkel ab. Wenn Unteram und Oberschenkel eine Einheit bilden und sich gemeinsam in die Seitneigung nach hinten und die Drehung nach rechts bewegen, muß der Behandelnde keine Kraft in seinem rechten Arm aufwenden, die Bewegung kommt von seinem Zentrum.

Zur Unterstützung des Ellbogens kann auch das Knie eingesetzt werden. Das linke Bild zeigt die Position ohne Dehnung, das rechte Bild mit Dehnung durch Seitneigung und Rechtsdrehung.

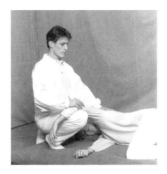 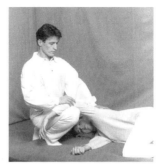

Die Armdehnung in Rückenlage. *Dickdarm*

Der *Dickdarm-Meridian* läßt sich in dieser Position gut erreichen. Die rechte Hand unterstützt den Ellbogen, die linke Hand arbeitet an der Schulter. Zusätzlich kann die rechte Hand auch den Arm des Empfangenden leicht nach rechts und links drehen, während die Dehnung aufrecht erhalten wird.

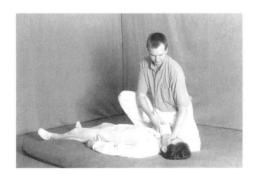

Hier ist zu erkennen, wie es die Schultern des Behandelnden ermöglichen, durch ihre unterschiedliche Höhe die linke Hand tiefer zu führen als die rechte, bei waagerechtem Becken. Die Neigung kommt also aus einer Verkürzung der linken Seite des Brustkorbs. Dies darf aber nicht übertrieben werden.

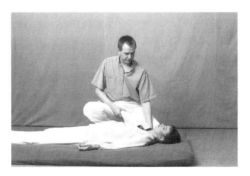

Zur Unterstützung kann der Behandelnde in der *Samurai-Position* auch sein Becken neigen, wenn er seine linke Hand unter der Schulter des Empfangenden plazieren will. Aber im Moment der Dehnung ist die Aufrichtung wichtig, damit nicht mit Kraft aus den Armen gezogen werden muß.

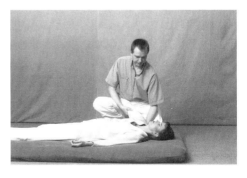

Der *Dreifache-Erwärmer-Meridian* am Arm in der Rückenlage.

Wenn der Unteram des Empfangenden wie hier auf dem Knie des Behandelnden liegt, ist der *Dreifache-Ewärmer-Meridian* in der Rückenlage zugänglich. Im Schulterbereich muß mit den Fingerspitzen gearbeitet werden. Der Winkel zum Meridian ist nicht ganz senkrecht.

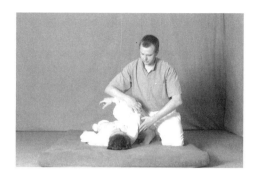

Am Oberarm kann der Behandelnde gut den Daumen einsetzen. Wenn die Finger noch mitaufliegen, kann durch eine Drehung des Handgelenks mal der Daumen und mal die Finger auf dem Meridian zum Einsatz kommen.
Das Knie hebt dabei den Arm immer leicht nach oben an.

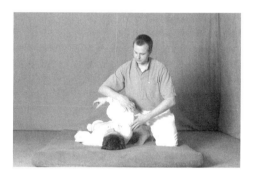

Eine Alternative ist die Arbeit mit dem Handballen. Was Sie auch für eine Handstellung wählen, achten Sie darauf in Ihrem Oberkörper senkrecht zu bleiben. Wenn Sie sich verbiegen um den Meridian in einem besseren Winkel zu treffen, verlieren sie die Leichtigkeit in Ihrer Arbeit.

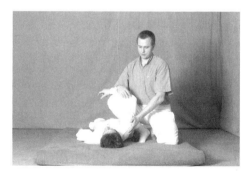

In diesem Winkel können die Finger der linken Hand nicht mehr auf dem Meridian arbeiten. Sie unterstützen jetzt die Dehnung und ziehen die Schulter mit in die Dehnungsrichtung.
Das Knie geht jetzt noch höher und bietet dem Arm des Empfangenden einen angenehmen Zug.

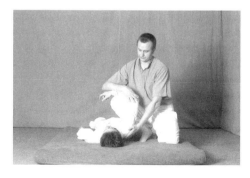

Weitere Variationen am Arm und an der Schulter in Rückenlage.

Diese Position nochmal aus einer anderen Sicht. Sie lebt von der Aufrichtung des Behandelnden. Gleichzeitig mit der Aufrichtung wird das rechte Knie durch eine Streckung im rechten Fußgelenk mit hochgezogen. Die rechte Hand umfaßt den Ellbogen und bildete mit dem Knie eine Einheit.

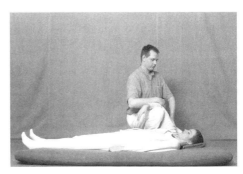

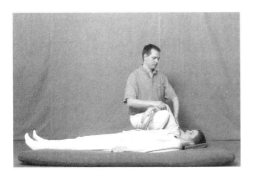

Die gleiche Situation, mit einem Unterschied. Die rechte Hand hält jetzt den Unterarm der Empfangenden auf eine Weise fest, die bei der Dehnung zu einer Hebelwirkung im Ellbogengelenk führt. Wenn Sie dies beabsichtigen, setzen Sie es vorsichtig ein, ansonsten greifen Sie besser im Oberarmbereich.

Hier ist die Stellung der linken Hand nicht korrekt. Der rechte Daumen behandelt den Meridian nicht im rechten Winkel, sondern trifft sehr schräg auf. Die Kraft kann dadurch nicht optimal ausgeübt werden und der Behandelnde wird dazu neigen, aus dem Arm nachzudrücken.

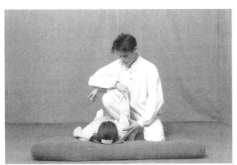

Hier wird der linke Oberschenkel als „Tisch" benutzt, auf dem der Behandelnde seinen linken Unterarm aufstützt. Mit der Seitneigung nach links hebt die linke Hand den Arm der Empfangenden an, und die Linksdrehung des Oberkörpers läßt die rechte Hand auf dem Meridian ankommen.

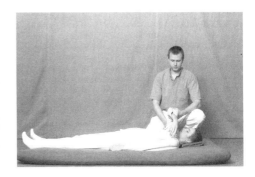

Der *Dünndarm-Meridian* in Dehnung.

Die gleiche Position läßt sich auch sehr gut für die Behandlung des *Dünndarm-Meridians* nutzen. Zusätzlich zur Seitneigung muß jetzt eine leichte Drehung des Oberkörpers nach rechts erfolgen. Dadurch wird die rechte Hand bei ihrer Arbeit besser unterstützt.

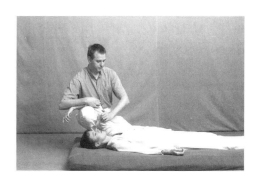

Durch einen Wechsel der Hände läßt sich nun der Bereich um den Ellbogen herum behandeln. Der Behandelnde sollte aber darauf achten, nicht am Ellbogen der Empfangenden zu hebeln, wenn er dies nicht ausdrücklich will.
Das rechte Knie bleibt die ganze Zeit leicht angehoben.

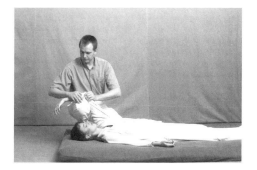

Wenn die linke Hand des Behandelnden den Oberarm nahe des Ellbogens an seinem rechten Oberschenkel festhält, kann die reche Hand dem Verlauf des Meridians weiter folgen.
Die rechte Hand umgreift dabei den Unterarm bzw. das Handgelenk, um nicht zu stark am Arm zu hebeln.

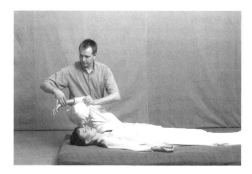

Die rechte Hand ist frei dem Meridian in seinem Verlauf bis in die Fingerspitzen zu folgen. Die Umgreifung muß allerdings fortgesetzt werden, damit der Zug am *Dünndarm-Meridian* über das Handgelenk hinweg bis zum Ellbogen und weiter bis in den Oberkörper aufrecht erhalten werden kann.

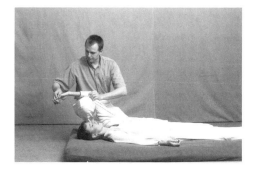

Die Schulterdehnung in der Rückenlage.

Bei dieser Dehnung unterstützt die rechte Hand den Ellbogen und die linke Hand die Schulter der Empfangenden. Der Behandelnde kann mit seiner linken Hand ruhig tief unter ihren Körper an den Rand ihres Schulterblattes greifen und es mit der Dehnung herausziehen.

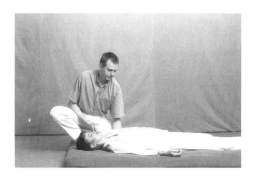

Durch die Neigung des Oberkörpers nach hinten entsteht die Dehnung. Ein bißchen läßt sich die Dehnung noch variieren, indem der Behandelnde seine Neigungsrichtung verändert.
Der Beginn ist zwar schräg, aber im Moment der höchsten Dehnung ist der Oberkörper möglichst aufrecht.

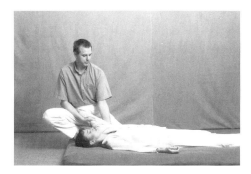

Bei dieser Variation sitzt der Behandelnde seitlicher und der linke Arm des Empfangenden zeigt nicht mehr über den Kopf. Auf diese Art kann der Behandelnde das Schulterblatt mehr in seitlicher Richtung herausziehen.
Die Dehnung geht diagonal bis in das rechte Bein des Empfangenden.

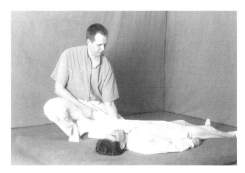

Diese Variation sieht auf den ersten Blick genauso aus. Aber hierbei unterstützt die linke Hand das Schulterblatt und macht eine anhebende Bewegung nach oben. Das Becken kommt kurzzeitig mit hoch und unterstützt diese Richtung. Der Oberkörper ist im Moment der aktivsten Dehnung senkrecht.

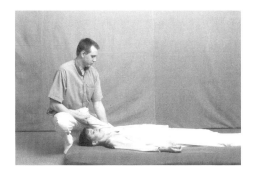

Auch in dieser Position kann eine Anhebung der Schulter erfolgen. Die weiche *Yin-Seite* des Unterarms liegt auf
dem Oberschenkel des Behandelnden
auf. Mit der linken Hand greift er unter
Ihr Schulterblatt. Gemeinsam bewegt
sich das rechte Knie nach oben und
die linke Hand hebt die Schulter an.

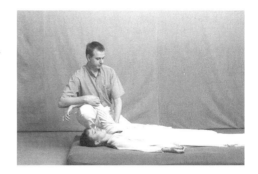

Das Knie als „Tisch".

Bei einer Arbeit im Bereich des *Haras*
und der Leiste kann es vorteilhaft sein,
das Bein der Empfangenden hochzu-
lagern, damit sich die Bauchdecke entspannt. Es liegt dort wie auf einem
Tisch und kann mit einer kleinen krei-
senden Bewegung des Beckens bewegt
werden.

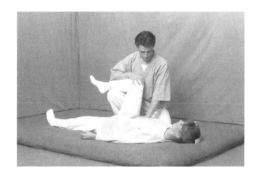

Hier nutzt der Behandelnde sein Knie
wieder als Tisch, auf dem er sich das
Bein der Empfangenden abgelegt hat.
Wenn der *Magen-Meridian* es verträgt,
kann hier auch mit dem Ellbogen gearbeitet werden. Die Seitneigung nach
rechts sorgt für die Dehnung, die Kniehöhe verstärkt sie.

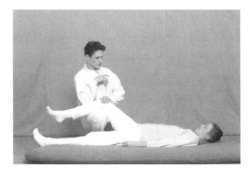

Für die Behandlung des *Dünndarm-
Meridians* legt der Behandelnde den
Unterarm der Empfangenden mit der
Yin-Seite auf seinen Oberschenkel in
der Nähe des Knies ab. Das Knie wird
als Tisch so weit angehoben, wie es die
Länge des Oberarms der Empfangen-
den erfordert.

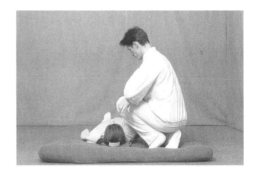

Die Unterstützung des Arms durch das Knie.

Die linke Hand sichert bei dieser Dehnung des *Magen-Meridians* am Unterschenkel auf dem Kreuzbein und verhindert, daß der Empfangende im Rükken zusammengeschoben wird. Die linke Hand wird dabei vom linken Knie unterstützt, der Winkel ist möglichst flach, nah der Wirbelsäule.

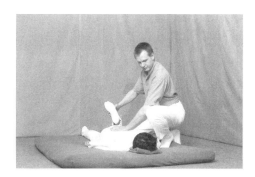

Wenn die linke Schulter etwas nach vorne geht, bringt sie eine Kraft durch Gewichtseinsatz in den linken Arm. Das linke Knie zieht jetzt ein wenig nach innen und lenkt damit diese Kraft auf das Kreuzbein des Empfangenden. Der Winkel ist flach, damit der Druck nicht von oben auf das Kreuzbein geht.

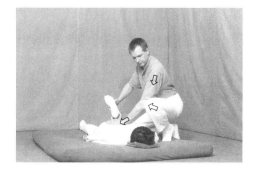

Die gleiche Technik an einer anderen Stelle. Das freie Knie unterstützt den Arm in seiner Arbeit. Die Neigung des Oberkörpers erfolgt nach vorne, eine Drehbewegung findet nicht oder nur leicht nach links statt. Die linke Hand unterstützt flächig auf der Hüfte der Empfangenden.

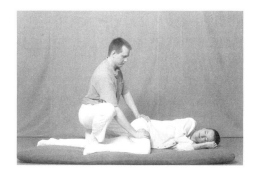

Es darf hierbei nicht zu einer starken Drehung des Oberkörpers kommen. Durch eine Linksdrehung im Oberkörper würde die linke Hand keinen Kontakt mehr halten können und wäre als *Mutter-Hand* verloren.
Hier schiebt das Knie durch ein Nach-Innen-Ziehen des Oberschenkels.

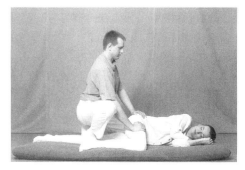

Das Knie bleibt stehen, der Körper bewegt sich. *Gallenblase*

Hier wird der linke Oberschenkel wieder als Tisch benutzt. Die linke Hand verstärkt die Dehnung, die rechte Hand arbeitet am *Gallenblasen-Meridian*. Der Unterschenkel der Empfangenden liegt kurz vor ihrem Fußgelenk am Oberschenkel an, das Fußgelenk selber aber bleibt frei.

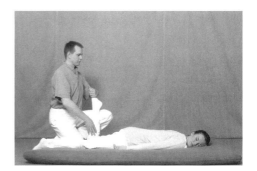

Um die rechte Hand aktiv auf dem Meridian ankommen zu lassen, dreht der Oberkörper nach links, das Knie bleibt aber stehen. Eine Neigung des Oberkörpers zur Seite kann hier entfallen. Über die Höhe des Knies läßt sich der Winkel, in dem das Bein der Empfangenden nach innen steht, regulieren.

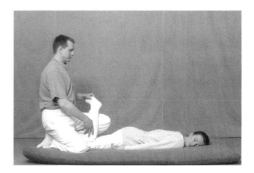

Aus dieser Perspektive läßt sich gut die schraubende Bewegung des Oberkörpers erkennen. Während der Oberkörper und beide Arme in einer Bewegung nach links sind, muß das linke Knie stehen bleiben und als Unterlage für das Bein des Empfangenden dienen. Eine kleine seitliche Neigung in der Schulter senkt die linke Hand und verstärkt die Dehnung im Fußgelenk.

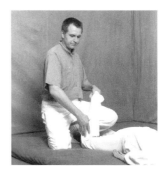

Hier nutzt der Behandelnde sein Knie um den linken Unterschenkel der Empfangenden in einer Dehnung zu halten. Die linke Hand umfaßt die Zehen und sorgt für eine zusätzliche Dehnung im Fußgelenk. Der rechte Daumen arbeitet auf dem *Magen-Meridian*. Der Oberkörper neigt sich aus der Hüfte vor.

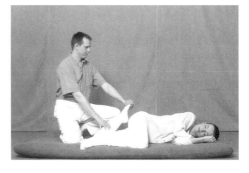

Der Einsatz des Knies in der *Push-Pull-Technik*.

Der *Dreifache-Erwärmer-Meridian* läßt sich auch direkt mit dem Knie behandeln. Die Hände fassen dazu den Unterarm nah am Ellbogen und ziehen ihn mit der Oberkörperaufrichtung nach oben, während das Knie aus der Hüfte heraus nach vorne schiebt. Die Kniehöhe kann variiert werden.

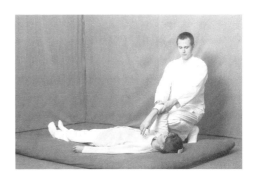

Die Behandlung des *Blasen-Meridians* mit dem Knie funktioniert auch wieder nach der *Push-Pull-Technik*. Der Oberkörper arbeitet dabei nur mit der Seitneigung nach hinten, eine Körperdrehung erfolgt dabei nicht. Das Knie trifft den *Blasen-Meridian* möglichst rechtwinklig.

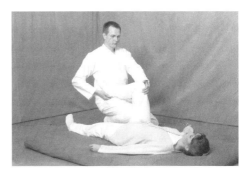

Die Neigung des Oberkörpers nimmt nicht zu, auch wenn das Knie weiter nach oben wandert und im Verlauf des *Blasen-Meridian* weiterarbeitet.
Probieren Sie es selber aus. Wenn Sie eine stärke Rückwärtsneigung zulassen, spannt Ihr Körper an und das Knie kann nicht mehr so leicht nach vorne.

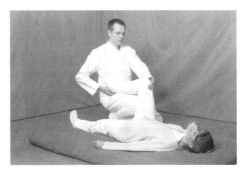

Wenn der Oberkörper in dieser Position senkrecht gehalten wird, gibt er sein Gewicht ganz an den Boden ab und es bedarf keiner besonderen Aktivität der Muskulatur, um sich aufrecht zu halten. Die Atmung ist ungehindert. So kann der Behandelnde entspannt bleiben und aufmerksam fühlen.

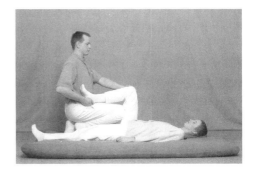

Bei dieser Dehnung des Arms und der
Schulter wird das Knie eingesetzt um
am Gesäß des Empfangenden Widerstand zu bieten. Suchen Sie sich dafür
die weichste und fleischigste Stelle des
Gesäßes aus. Wenn Ihr Knie mit der
Kniescheibe auf dem Beckenknochen
ankommt, ist das eher unangenehm.

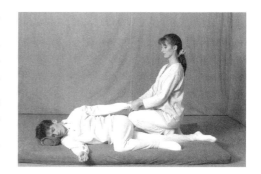

Eine besondere Anwendung zur Behandlung des *Gallenblasen-Meridians*
in Rückenlage. Das rechte Knie des
Empfangenden liegt in Kontakt mit seinem linken Knie und stützt sich darauf ab. Die Behandelnde hat ihre linke
Hand nur leicht aufgelegt und sichert
die Lage. Die rechte Hand dehnt den
Fuß etwas im Fußgelenk, das linke Knie
behandelt am Oberschenkel.

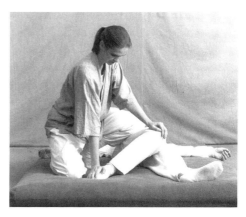

Der direkte Vergleich: *Seiza* oder *Samurai-Position*?

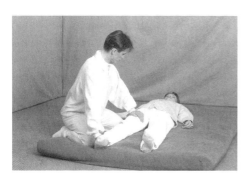
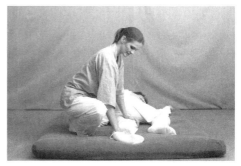

Vergleichen Sie einmal die Position *Seiza* und die *Samurai-Position*, wenn direkt
vor dem eigenen Körper gearbeitet wird. In *Seiza* ist es viel schwieriger Gewicht
nach vorne einzusetzen. Die *Samurai-Position* ermöglicht eine bessere Neigungs-
bewegung im Becken. Und weil das Becken höher ist als das behandelte Körperteil, kommt in der Verlagerung viel mehr Gewicht an.
Bei frontalem Arbeiten ist die *Samurai-Position* dem *Seiza* überlegen.

Selten möglich: Der Einsatz der *Hocke*.

Bei dieser Dehnung der Arme ziehen
die Knie des Behandelnden auf der
Yang-Seite der Arme der Empfangenden in Richtung der Hände.
Ausgangslage ist die *Hocke*. Der Behandelnde umfaßt mit seinen Daumen die
Daumen der Empfangenden, die beiden Daumenballen liegen aufeinander.

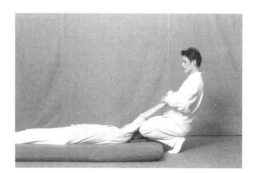

Die Knie setzen tief an, der Oberkörper wird weit zurückgenommen. Beide Kniescheiben liegen nun auf dem
Dreifachen-Erwärmer-Meridian.
Während der Oberkörper sich nach
vorne bewegt, ziehen die Knie nach
oben und zurück. Sie gleiten dabei über
die Arme der Empfangenden.

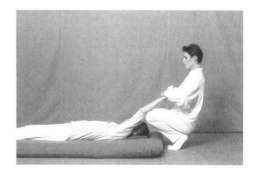

Wenn die Knie immer weiter über die
Unterarme gleiten, richtet sich der
Oberkörper vollständig auf. Knie und
Schultern nähern sich immer mehr an.
Die Ellbogen werden von Anfang an
seitlich gehalten, damit es jetzt nicht
zu eng wird.

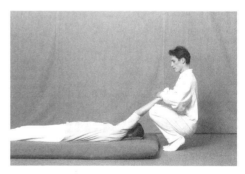

Zum Schluß liegen beide Knie an den
Handgelenken der Empfangenden an.
Durch ein Hochstemmen in den Zehen
mit gleichzeitiger Rückwärtsbewegung
im aufgerichteten Oberkörper schließt
der Behandelnde die Bewegung ab.
Dies bedarf etwas der Übung um nicht
umzufallen.

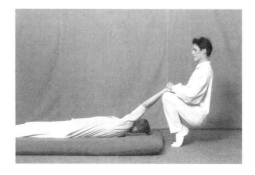

Die *Samurai-Position* braucht Übung.

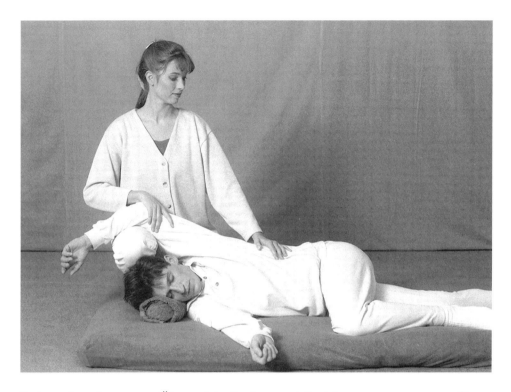

Es braucht schon etwas Übung, bis die *Samurai-Position* ganz entspannt gelingt.

Die meisten Shiatsu-Praktiker haben in dieser Position Probleme mit ihren Fuß-
gelenken. Ihnen können Übungen helfen wie zum Beispiel die Fußgelenke zu
rotieren, sie leicht zu dehnen, zu massieren oder auf andere Art zu pflegen.

Sie sollten auch auf Ihre Behandlungsunterlage achten. Wir haben für die hier
verwendeten Photografien ein sehr festes Futon verwendet. Weiche Unterlagen
lassen den Fuß zu sehr einsinken und geben ihm nicht ausreichend Halt. Auch
mehrere Decken übereinander, die gegeneinander verrutschen, geben keinen
Halt. Wenn Sie einmal eine Behandlungsunterlage testen wollen, ist die *Samurai-
Position* zum Ausprobieren sehr gut geeignet.

Bei mir hat es einige Jahre gedauert, bis ich diese Position wirklich gut konnte.
Heute schätze ich sie sehr wegen ihrer Vielseitigkeit. Und sie ermöglicht mir oft
den Meridian gleichzeitig zu dehnen, während ich ihn behandele. Für viele *Push-
Pull-Techniken* ist die *Samurai-Position* unverzichtbar.

Froschposition in Aktion.

Diese Dehnung des Nackens ist ein gutes Beispiel für die *Froschposition*. Die rechte Hand hält den Hinterkopf und die linke Hand liegt auf der Schulter. Da die rechte tiefer ist als die linke, muß sich die Behandelnde etwas nach rechts neigen und ihre linke Hüfte leicht anheben.

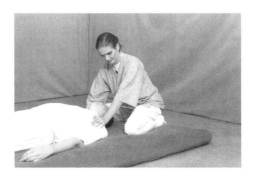

Die rechte Hand verhindert das Wegrollen des Hinterkopfes nach links. Die linke Hand schiebt die Schulter in Richtung des Beckens. Dazu richtet sich der Oberkörper auf und dreht gleichzeitig nach rechts. Neigung und Drehung ist in der *Froschposition* aber nur sehr eingeschränkt möglich.

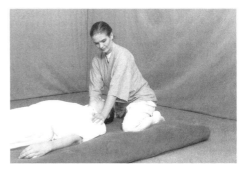

Bei der seitenverkehrten Dehnung auf der anderen Seite ist gut zu erkennen, wie die Behandelnde jetzt fast auf dem linken Fuß sitzt, weil sie durch die Beckenanhebung rechts ihr Gewicht mehr nach links verlagert. Der Kopf des Empfangenden bleibt in der Dehnung in Verlängerung der Wirbelsäule liegen.

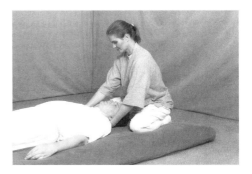

Wenn die Behandelnde sehr tief nach vorne geneigt mit dem Einsatz ihrer Ellbogen arbeitet, empfiehlt sich auch oft die *Froschposition*. Sie bringt das Becken und damit den Schwerpunkt nach unten. *Seiza* ist in dieser Situation oft zu hoch, weil das Becken nicht wirklich auf den Fersen sitzen bleibt.

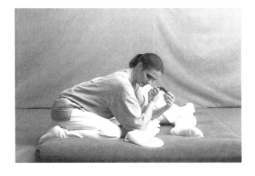

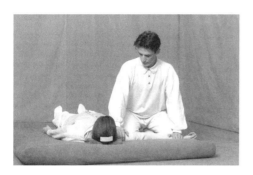 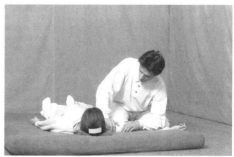

Die Behandlung des *Herz-Kreislauf-Meridians* in der Rückenlage ist ein Standard im Shiatsu. Meistens wird er im *Seiza* behandelt. Hier versucht es der Behandelnde einmal mit dem Ellbogen. Wenn er den Unterarm flach läßt, ist die Wirkung des Ellbogens moderat. Der Ellbogen wirkt umso spitzer, je mehr er den linken Unterarm anhebt. Er kann aber auch flächig mit seinem Unterarm auf dem Unterarm der Empfängerin behandeln.

Seine Füße liegen jetzt schulterbreit auseinander, damit sein Becken sich zwischen die Fersen setzen kann und tiefer kommt.

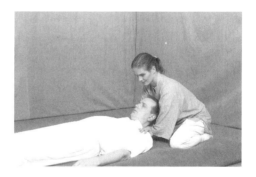

Hier hält die Behandelnde Ihre Unterarme gekreuzt und legt ihre Finger auf die Vorderseite der Schultern. Um mit den Armen dahin zu kommen, bedarf es ein wenig der Übung. Die *Froschposition* hilft dabei, weil die Arme hierzu möglichst flach am Boden unter den Kopf geführt werden müssen.

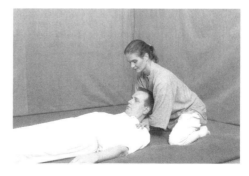

Der Kopf liegt genau in der Kreuzung Ihrer Arme. Das Anheben des Kopfes erreicht die Behandelnde durch ein Hochkommen im Becken. Das Gesäß verläßt dabei den Boden. Allerdings muß sie aufpassen, daß sie im Rücken nicht zu rund wird, die Bauchspannung stark zunimmt und ihr Atem stockt.

Die Einsatzmöglichkeiten der *Froschposition* sind sehr begrenzt. Sie ist immer dann gefragt, wenn das Becken mit einer Neigung nach vorne tief herunter muß.

Dehnungen - Rotationen - Übergänge.

Zu einer Shiatsu-Behandlung gehört nicht nur die Arbeit an den Meridianen. Für mindestens ebenso wichtig halte ich die Arbeit, die den direkten Kontakt an der Meridianenergie vor- und nachbereitet.

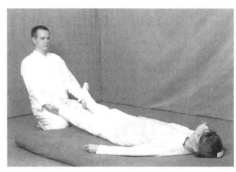

Dehnungen haben ganz allgemein die Funktion den Körper zu lockern. Auf die Meridiane bezogen bewirken Dehnungen eine Mobilisation der Meridian-energie. Rotationen lockern die Gelenke, die Übergänge der verschiedenen Kör-perteile zueinander. Auch dadurch wird Meridianenergie mobilisiert. Eine Lok-kerung des physiologischen Körpergewebes bewirkt ebenfalls eine energetische Mobilisierung. Und bei Personen, die stark energetisch aufgeladen sind, bewirkt es eine bessere Verteilung des *Ki*.

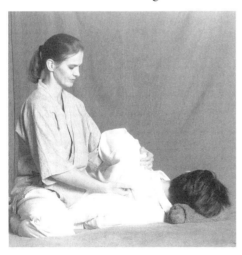

Eine Mobilisierung des *Ki* läßt sich durch eine Arbeit am Meridian alleine nur sehr schwer erreichen. Andererseits bleibt oft die energetische Mobilisie-rung durch Dehnung ohne eine wirk-lich tiefgreifende Veränderung, wenn nicht über das Meridiansystem Impul-se gesetzt werden.

Dehnungen und Rotationen lassen sich wunderbar als Übergänge einsetzen und werden miteinander und mit der Meridianarbeit verwoben.

In der praktischen Shiatsu-Arbeit wechseln die hier beschriebenen Grundposi-tionen sehr häufig. Es entwickeln sich je nach den Gegebenheiten Anpassungen, die als Kompromiß anzusehen sind, wenn keine Grundhaltung eingenommen werden kann. Ich bin einverstanden mit Kompromissen. Aber es muß klar sein, daß es wirklich nicht anders auf eine gute Art zu machen ist. Prüfen Sie deshalb Ihre Körperhaltung immer wieder daraufhin, ob es nicht mit einer der Grund-positionen leichter geht.

Die Beinrotation in Rückenlage.

Bei dieser Beinrotation wird die *Standposition* benutzt. Bei normal beweglichen Empfängern beginnt der Behandelnde so, daß das Bein der Empfangenden im Oberschenkel senkrecht und im Unterschenkel waagerecht steht. Der eigene rechte Oberschenkel steht senkrecht, der linke Fuß aber so weit vorne, daß er erst am Punkt der größten Dehnung senkrecht stehen wird.

Die Bewegung kommt aus dem eigenen Becken. Es beschreibt einen Kreis gegen den Uhrzeigersinn. Das Bein der Empfangenden wird mitgenommen. Bei beweglichen Empfängern wird der Beginn der Bewegung zur Schulter verschoben.

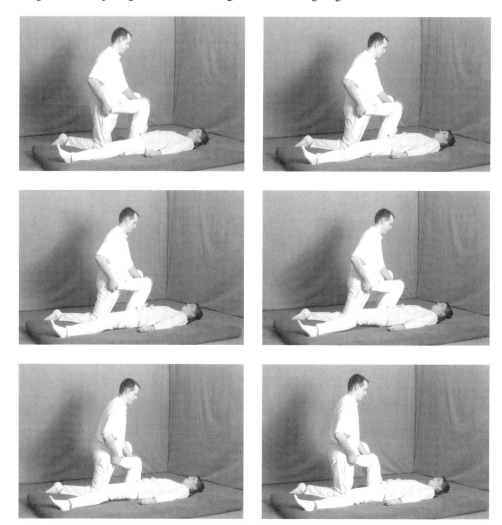

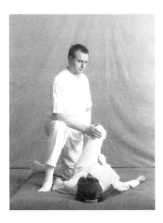 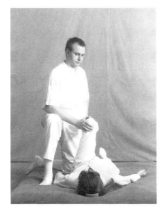 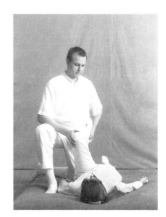

Schon zu Beginn ist darauf zu achten, daß das Bein der Empfangenden etwas nach außen fällt. Wenn es an der Innenseite genau senkrecht steht, beginnt der kritische Bereich. Kippt der Oberschenkel über die Mittelline nach innen, sperrt die Bewegung in der Leiste und wird unangenehm.

Die Rotation kommt aus der Kreisbewegung des Beckens. Der Oberkörper bleibt dadurch aufrecht. Der rechte Arm des Behandelnden stützt sich auf seinem Oberschenkel ab. Die rechte Hand führt das Bein mit nach unten und holt es wieder hoch.

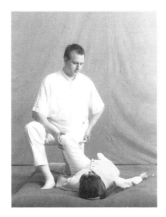 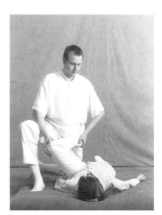

Wie auf diesen Bildern gut zu erkennen ist, neigt sich der Oberkörper dabei nicht zur Seite.
Den rechten Fuß könnte der Behandelnde weiter nach außen setzen. Das gibt ihm im Moment der größten Dehnung einen besseren Halt.

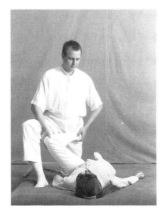 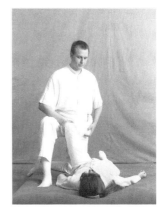

Die Beinrotation darf nicht zu weit nach hinten weitergeführt werden.

Die Rotation soll in die Dehnung führen und die Hüfte mobilisieren. In der Ausgangsstellung steht der Oberschenkel des Behandelnden senkrecht und der Oberschenkel der Empfangenden auch. Die Rotation geht nur nach vorne und außen, nicht aber zurück und nach außen.

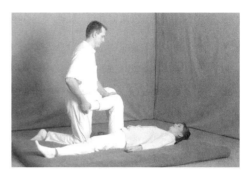

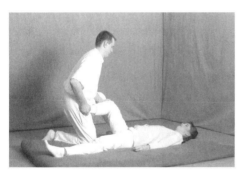

In diesem Beispiel führt der Behandelnde das Bein in einem zu großen Kreisbogen wieder zurück zur Ausgangsstellung. Hier gibt es aber nichts zu dehnen und das Gelenk wird auch nicht angesprochen. Der Behandelnde begibt sich nur in eine für seine Haltung ungünstige Lage.

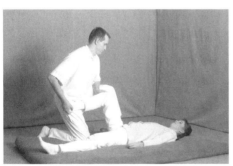

Er kann sein Gewicht nicht mehr einfach an den Boden abgeben. Der rechte Oberschenkel spannt jetzt stark an. Die Anstrengung führt dazu, daß der Behandelnde sich im Oberkörper seitlich und nach vorne neigt, um besser seine Schieflage durch das nach hinten überstehende Becken auszugleichen.

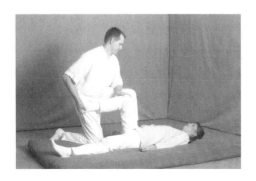

Wenn er sich dem Ausgangspunkt der Rotation mit senkrechtem Oberschenkel der Empfangenden wieder nähert, richtet sich der Oberkörper wieder aus der Neigung auf.
So zu behandeln ist sehr anstrengend und nützt nicht viel.

Die Dehnung des *Gallenblasen-Meridians*.

Hier sind die Beine der Empfangenden überkreuzt worden und der Behandelnde steigt mit seinem linken
Bein in die entstehende Lücke zwischen
ihren Knien. Mit seinem Unterschenkel sichert er jetzt die Empfangende vor
dem Zurückrollen. Ihre linke Hüfte ist
leicht angehoben und gedehnt.

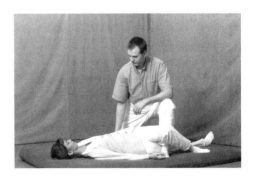

Wenn der Behandelnde jetzt seinen
Körper nach vorne verlagert, nimmt er
das linke Bein der Empfangenden mit
und die Dehnung in ihrer linken Hüfte
nimmt zu. Dies kann er auch als leichte Schaukelbewegung ausführen. Die
rechte Hand kann dieses Schaukeln am
Becken unterstützen.

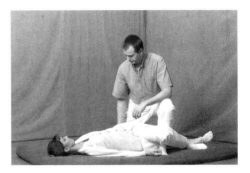

Es empfiehlt sich eine Behandlung des
Gallenblasen-Meridians, der in dieser
Lage schon gut vorgedehnt ist.
Bei Personen mit engem Leistenkanal
ist dies allerdings nicht empfehlenswert. Eine Sperrung in der Leiste wird
meistens als unangenehm erlebt.

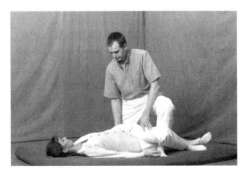

Wer keine Probleme in der Leiste hat,
verträgt vielleicht noch eine kräftigere
Dehnung. Der Behandelnde kann die
Dehnung noch verschärfen, indem er
mit der linken Hand nah dem Knie an-
setzt und dieses mit der Vorwärtsbewegung mit nach unten führt. Die rechte Hand kann an der Hüfte sichern.

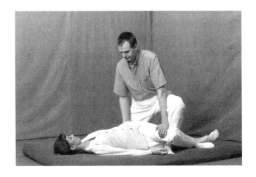

Behandelnde mit weiter Spannweite in den Armen, können mit der rechten Hand auch die linke Schulter der Empfangenden zurückhalten. Jetzt läuft für sie die Dehnung von der Hüfte bis in die Schulter. Allerdings muß der Behandelnde sein Becken zurücknehmen, um den Arm nach vorne zu bringen.

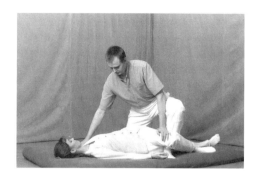

Die Dehnung zur diagonalen Schulter ist auch möglich, wenn die linke Hand am Becken sichert. Die Dehnung findet jetzt hauptsächlich zwischen beiden Händen statt. Mit dem linken Bein sichert der Behandelnde nur die Lage der Empfangenden. Seine Vorwärtsbewegung geht nach rechts zur Schulter.

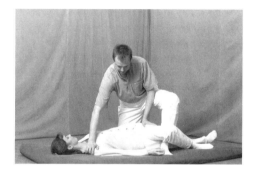

Die Leiste öffnen.

Nun folgen zwei mögliche Gegenbewegungen zur Öffnung der Leiste.
Im *Seiza* wird das Bein der Empfangenden etwas ausgeklappt auf dem linken Oberschenkel abgelegt. Die Hüfte dreht nach links und die Hände greifen um das Knie. Durch Zurücklehnen entsteht der nötige Zug in der Leiste.

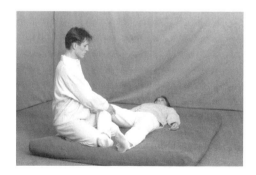

In der *Samurai-Position* wird das Knie durch den Oberschenkel unterstützt und liegt ansonsten vollständig in der Luft. Die linke Hand am Fuß hebelt ein bißchen nach unten und wird durch eine Seitwärtsneigung nach links unterstützt. Die Leiste kommt dadurch hoch und streckt sich.

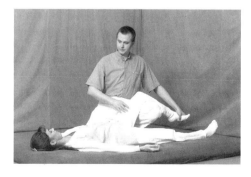

Das Ausklappen des Beines in der Bauchlage.

Zur Behandlung des *Gallenblasen-Meridians* in der Bauchlage empfiehlt es sich, das Bein des Empfangenden auszuklappen.

Zunächst wählt der Behandelnde die *Standposition* und stellt den Unterschenkel des Empfangenden senkrecht auf, die rechte Hand sichert. Mit der linken Hand faßt er den Ellbogen und schiebt den Arm etwas weiter nach oben und auch nach außen, damit er genug Raum für das Bein schafft, falls er nicht vorhanden ist. Dann greift die linke Hand vor die Kniescheibe. Während die rechte Hand den Fuß zum Boden abläßt, schiebt sie gleichzeitig das Bein nach oben in Richtung des Knies. Die linke Hand führt am Knie mit, bis das Bein rechtwinklig ausgeklappt liegt.

In der *Standposition* steht das rechte Knie des Behandelnden unmittelbar am Knie des Empfangenden. Daher muß der Unterschenkel als erstes aufgestellt werden, damit dieser Platz frei wird. Der linke Fuß muß ausreichend weit vorne und auch seitlich aufgesetzt werden. Was ausreichend ist, hängt von der Körpergröße der beiden ab.

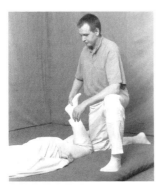 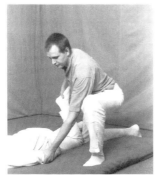 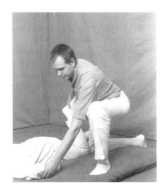

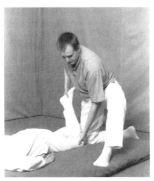 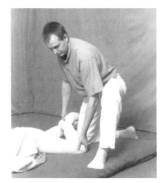 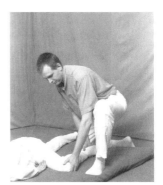

So liegt der *Gallenblasen-Meridian* exponiert und gut gedehnt vor dem Behandelnden.

Um das Bein zurückzuholen, ergreift die rechte Hand den Fuß und die linke Hand unterstützt am Oberschenkel in der Nähe des Knies.

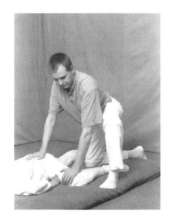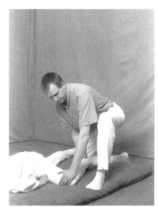

Während der Fuß mit rechts angehoben wird, hebt die linke Hand das Knie zurück in die Ausgangslage. Dabei bewegt sich der Oberkörper zurück. Die *Standposition* bietet genug Reichweite, um diese Aktion sicher ausführen zu können.

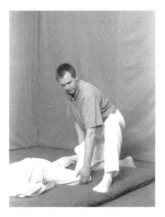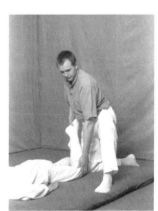

Meridiandehnung am Bein in der Seitenlage.

Hier bieten sich besonders die Meridiane auf der Außenseite des oben liegenden Beines an. Sie liegen schon exponiert und sind gut erreichbar. Der Behandelnde sitzt dazu in dem Raum zwischen den Beinen des Empfangenden.

In *Samurai-Position* wird das aufgestellte Knie dazu genutzt den Ellbogen zu unterstützen.

Der notwendige Druck in der Hand wird durch das Verlagern des Oberkörpers nach vorne erreicht.

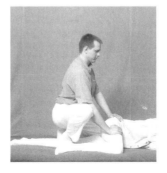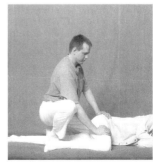

An dem unteren Bein ist der *Magen-Meridian* gut zu dehnen und zu behandeln. In der *Samurai-Position* unterstützt das linke Knie die Dehnung am Fußgelenk. Die linke Hand greift die Zehen und verhilft dem Fuß zu einer kleinen Extra-Dehnung. Die rechte Hand folgt dem Meridianverlauf.

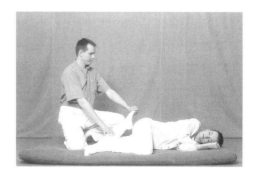

Im *Seiza* legt sich der Behandelnde ihr untenliegendes Bein mit dem Fußgelenk über den Oberschenkel. Die rechte Hand umfaßt den Fuß und plaziert den rechten Daumen auf dem Punkt *Niere 1*. Der Oberkörper unterstützt diese Dehnung. Die linke Hand folgt dem Verlauf des *Nieren-Meridians*.

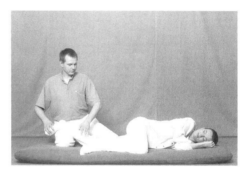

Dies sieht so ähnlich aus, behandelt aber den *Leber-Meridian*. Jetzt greift die rechte Hand um den Großzeh herum auf den *Leber-Meridian*. Die linke Hand arbeitet mit dem Daumen entlang der Knochenkante im Meridianverlauf. Durch die zurücklehnende Bewegung wird der Meridian dabei gedehnt.

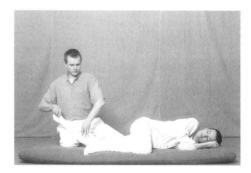

Wenn die rechte Hand den Bereich der Fußinnenkante umschließt und nach unten bewegt, wird der *Milz-Meridian* gedehnt. Hier braucht der Oberkörper sich nicht so stark nach rechts drehen. Er unterstützt durch eine kleine Anhebung der linken Hüfte die Abwärtsbewegung der rechten Hand.

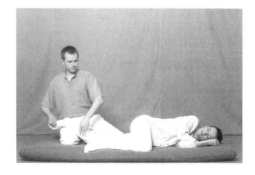

Der *Blasen-Meridian* läßt sich so auch behandeln, aber ohne besondere Dehnung.

Von der Rückenlage in die Seitenlage.

Der Behandelnde beginnt im *Seiza* mit geöffneten Knien und sitzt auf seiner linken Ferse nah an dem ausgeklappten Arm der Empfangenden.

Mit der linken Hand greift er von innen an ihr linkes Knie. Er beugt nun seinen Rumpf stark nach vorne und nimmt dabei sein Becken hoch. Der linke Arm bleibt zunächst gestreckt. Wenn er sich wieder setzt, beugt der linke Arm und die linke Hand gleitet vor die Kniescheibe der Empfangenden. Ihr Oberschenkel steht jetzt senkrecht und kann mit Leichtigkeit dort gehalten werden. Diese Bewegung wird mit etwas Schwung ausgeführt. Wenn sie gut geübt ist, lassen sich auch sehr schwere Beine ohne allzuviel Mühe anheben.

Die rechte Hand ergreift ihre linke Hand am Handgelenk. Mit links führt er nun ihr linkes Bein in Richtung ihres Kopfes und über ihre Mittellinie auf die andere Seite. Ihr Bein nimmt ihr Becken mit und dieses ihre Schulter. Der linke Arm wird dann mitgeführt, um ihre linke Schulter zu unterstützen.

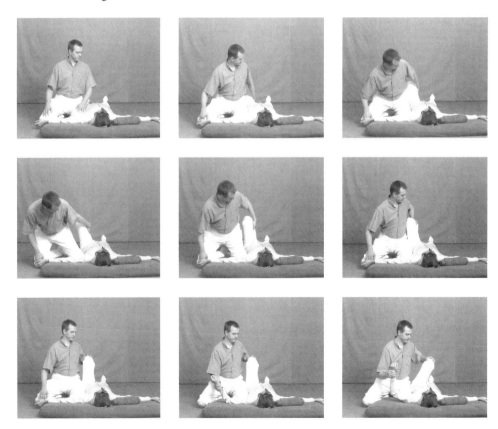

Wenn er das Knie ablegt, kniet der Behandelnde. Ihren Arm hält er noch hoch, denn den braucht er noch, um den Kopf zu plazieren.

Wenn das Knie abgelegt ist, plaziert er sein rechtes Knie näher an sie heran. Die Hände greifen um und er hält ihre Hand jetzt mit links. Er kann ihr Handgelenk greifen, so wie hier, oder ihren Daumenballen.

Die rechte Hand geht zum Kopf. Durch eine Aufrichtung im Oberkörper zieht er an ihrem linken Arm bis in ihre Schulter und ihren Nacken. Der Kopf wird dadurch schon leicht angehoben und die rechte Hand hat es leicht den Kopf nach vorne auf ein vorbereitetes Kissen zu legen.

Dann setzt sich der Behandelnde im *Seiza* hinter ihren Rücken mit seinen Knie auf ihrer Nackenhöhe. Er sitzt mehr auf seiner linken Ferse und hat sein rechtes Knie ausgeklappt. So kann er sich besser in ihre Richtung neigen.

Mit der linken Hand umfaßt er ihre Schulter und ihr Oberarm liegt an seinem linken Arm an und wird davon gehalten, der Unterarm baumelt frei. Die rechte Hand kommt dazu und findet einen Platz auf ihrem Schulterblatt.

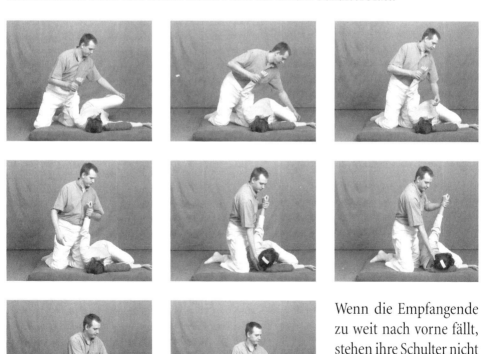

Wenn die Empfangende zu weit nach vorne fällt, stehen ihre Schulter nicht senkrecht und dies sollte vor der weiteren Arbeit korrigiert werden.

Von der Seitenlage in die Rückenlage.

Der Behandelnde beginnt im *Seiza* aus der Schulterrotation. Die linke Hand sichert den Arm der Empfangenden und die rechte Hand greift ihren linken Unterarm und legt ihn ausgeklappt vor seinen Bauch. Die rechte Hand sichert den Arm am Ellbogen. Wenn es bei der Empfangenden in der linken Schulter sperrt und sie den Arm nicht so tief ablegen kann, wird der Behandelnde den Arm unter seiner rechten Achsel einklemmen.

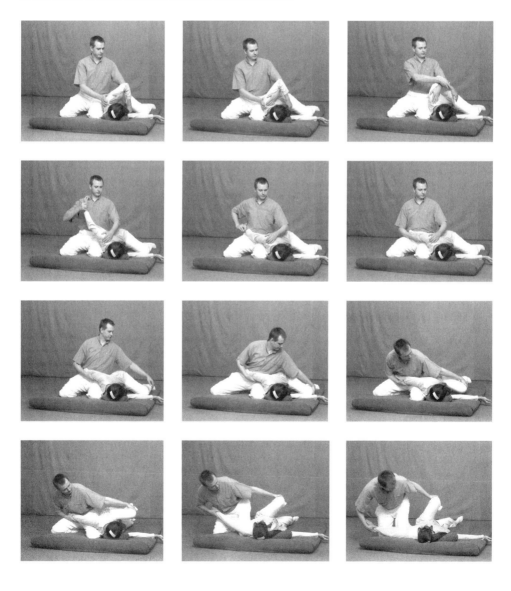

Der Behandelnde stellt das rechte Knie aus und greift mit seiner linken Hand an ihren Unterschenkel, direkt unterhalb ihres Knies. In einer Kreisbewegung im Uhrzeigersinn, die aus dem Rumpf kommt, führt er ihr Bein am Boden entlang erst in Richtung ihres Kopfes. Sein linker Arm bleibt bis dahin gestreckt.

Dann kommt er mit seinem Becken kurz hoch und zieht sich selber seitlich unter ihrem sich drehenden Körper heraus und führt ihr Knie mit angewinkeltem linken Arm weiter. Ihr Bein wird abgelegt und die Empfangende wieder gerade ausgerichtet, mit einer kleinen Dehnung von den Fersen her als Abschluß.

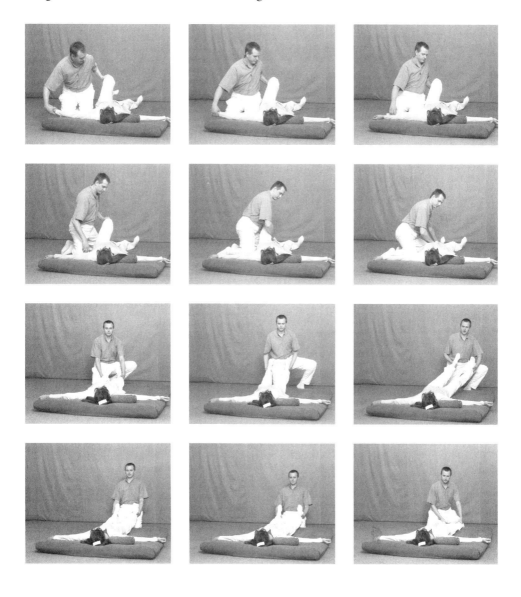

Korrektur der Seitenlage.

Wenn der Behandelnde die Empfangende in die Seitenlage gedreht hat, kommt es manchmal vor, daß sie im Oberkörper zu weit nach vorne gefallen ist.

Um dies zu korrigieren nimmt er zunächst ihren oben liegenden Arm auf und legt ihn angewinkelt vor ihr Gesicht. Dann stellt er den linken Fuß mit etwas Abstand vor ihren Bauch auf und kniet mit dem rechten Knie nah an der Schulter in der *Standposition*.

Er faßt mit der linken Hand ihren rechten Arm am Handgelenk und legt seine rechte Hand an ihre untere Schulter. Durch eine Drehung in der Schulter kann der Behandelnde jetzt den linken Arm nach oben ziehen und gleichzeitig mit der rechten Hand die Schulter nach vorne schieben. Die Schultern liegen dann übereinander und der Rücken im rechten Winkel zum Boden.

Er legt den rechten Arm wieder ab und kann zum Beispiel mit einer Schulterrotation weitermachen.

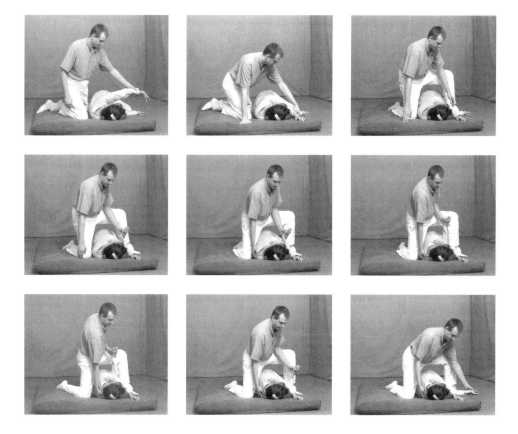

Die „*Flügel putzen*".

Bei der Schulterrotation in Seitenlage
greift die rechte Hand mit den Fingern
unter den Rand des Schulterblattes. Die
linke Hand rotiert die Schulter im Uhrzeigersinn. Beide Hände wirken so zusammen, daß die linke Hand die Schulter gegen den Widerstand der rechten
Hand zieht.

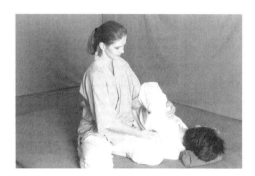

In dieser Bildabfolge, von vorne gese-
hen, wird deutlich, wie sich der Oberkörper der Behandelnden nach links
dreht, um die rechte Hand zu unterstützen. Die linke Hand arbeitet gegenläufig zur Oberkörperdrehung. Die
rechte Hand liegt möglichst auf dem
Oberschenkel auf und stützt sich ab.

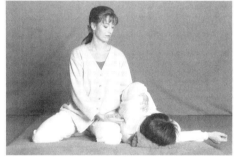

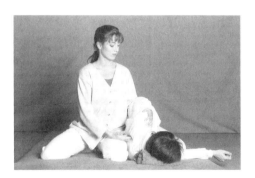

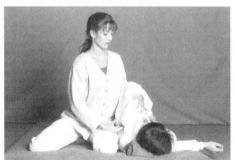

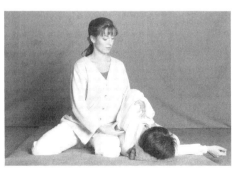

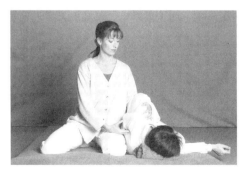

Dehnung durch gegenläufige Hände.

Schauen wir uns diese Bewegung nochmal genauer an. Die Behandelnde macht mit ihrem Oberkörper eine leichte Drehung gegen den Uhrzeigersinn. Diese Drehung beginnt wieder in der Hüfte und setzt sich nach oben fort mit einer leichten Streckung des Nackens. Die rechte Hand wird durch die rechte Schulter gut unterstützt und kann intensiv am Schulterblatt arbeiten.

Mit der linken Hand und dem linken Arm zieht sie sich die Schulter des Empfangenden auf die rechte Hand zu. Die linke Hand kreist also im Uhrzeigersinn, und dies ist entgegengesetzt zu ihrer Oberkörperbewegung. Dadurch entsteht eine *Push-Pull-Technik*.

Entscheidend für die Drehrichtung des Oberkörpers nach links ist, daß sie mit der rechten Hand starken Gegendruck aufbringen möchte. Daher unterstützt die Oberkörperbewegung die rechte Hand und nicht die linke.

Natürlich kann der Oberkörper auch die andere Hand mehr unterstützen, wie das nächste Beispiel zeigt.

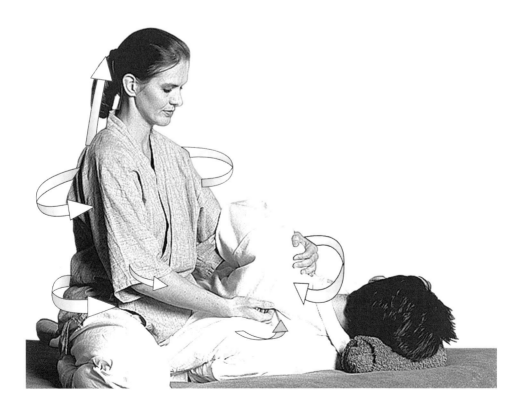

Das „*Flügelputzen*" mit entgegengesetzter Beckenbewegung.

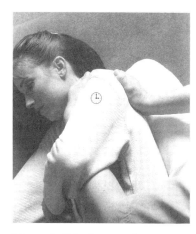

Diesmal rotiert die Behandelnde in ihrem Becken nach rechts im Uhrzeigersinn. Ihr Oberkörper setzt diese Bewegung fort und der Kopf als höchster Punkt des Körpers beschreibt einen kleinen Kreis im Raum. Auf dieser Kreisbahn nimmt die linke Hand die Schulter mit und führt sie gegen die rechte Hand, wenn sich der Oberkörper nach rechts-hinten bewegt.

Zum *Flügelputzen* kommt es, wenn sich nun die rechte Hand etwas unter das Schulterblatt gräbt und die linke Hand das Schulterblatt über die rechte Hand schiebt. Die rechte Hand braucht nur gegenzuhalten. Um dies mit Leich-

Normale Schulterrotation

tigkeit ausführen zu können, muß sich im Moment des *Flügelputzens* die rechte Schulter etwas senken und die linke Schulter etwas zurückgehen. Diese Schulterbewegung gibt der rechten Hand für einen kurzen Moment die Gelegenheit genug Gegendruck anzubieten. Diese Schulterbewegung ist hier gut zu sehen.

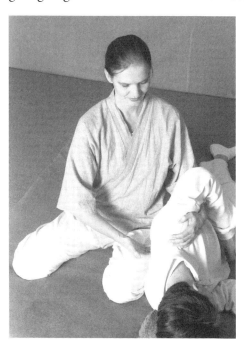

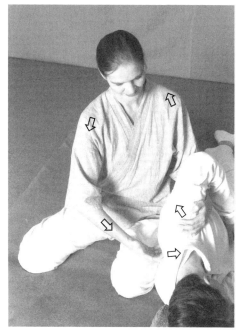

Beim Flügelputzen braucht die rechte Hand Unterstützung vom Oberkörper. Sie bekommt sie auf unterschiedliche Art:

1. Entweder durch die Drehung aus der Schulter nach links, die den rechten Arm vorschiebt und viel Druck bieten kann.
2. Oder durch die Senkung der rechten Schulter und leichter Vorwärtsbewegung, die ausreicht um der linken Hand genügend Widerstand zu leisten.

Beide Arten des *Flügelputzens* sind machbar. Die erste Variante betont mehr den Gegendruck am Schulterblatt, die zweite Variante unterstützt die Schulterrotation stärker. Probieren Sie beide Drehrichtungen aus und stellen Sie fest, wie unterschiedlich sie sich anfühlen. Gut, wenn Sie beide können.

Die Nackendehnung in Seitenlage.

Dies ist die gleiche Oberkörperbewegung wie in Variante 1 beim *Flügelputzen*.

Die linke Hand hält wie zuvor die Schulter am Schultergelenk fest. Die rechte Hand berührt den Kopf so, daß die Öffnung zwischen Daumen und Zeigefinger um das Ohr des Empfangenden herum und die Handkante am Hinterkopf liegt.

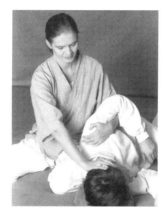 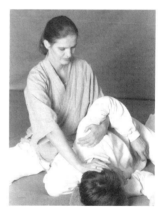

Der Oberkörper dreht sich nach links. Die linke Hand zieht die Schulter dabei zurück und die rechte Hand schiebt den Kopf nach vorne, beziehungsweise fixiert ihn auf seinem Platz auf dem Kissen. So wird der Nakken gedehnt.

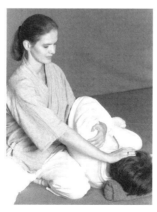 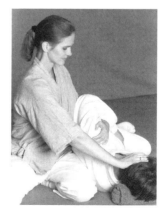

Das „*Flügelputzen*" in der Bauchlage.

In der Bauchlage klemmt der Behandelnde den rechten Arm der Empfangenden zwischen seinem Becken und ihrer Körperseite ein. Ihre rechte Hand liegt dabei mit dem Handrücken auf ihrem Kreuzbein. Günstig ist es, wenn ihr Gesicht auch zur behandelten Schulterseite schaut.

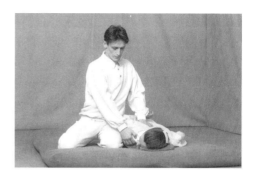

Während der Behandelnde mit der einen Hand ihre Schulter rotiert, geht die andere Hand unter das Schulterblatt und „*putzt die Flügel*". Diese beiden Handbewegungen sind dabei gegenläufig. Der Oberkörper unterstützt mit seiner Drehbewegung hauptsächlich die Schulterrotation.

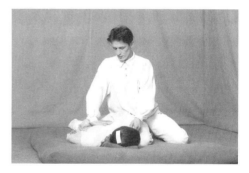

Aus der *Samurai-Position* läßt sich die gleiche Schulterarbeit nochmal etwas anders machen. Dazu legt sich der Behandelnde Ihren Arm mit der Handfläche nach oben in die Leistenbeuge. Die Möglichkeiten vom Becken her noch andere Bewegungen zu finden, sind hier vielfältiger als im *Seiza*.

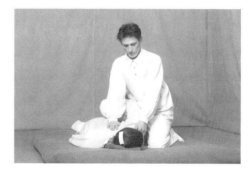

Die Lockerung des Schulterblattes gelingt dann ganz gut, wenn der Behandelnde nicht endlos viele Runden auf immer die gleiche Weise dreht. Häufige Variationen, in kleinen Nuancen immer wieder anders gestaltet, machen diese Bewegung nicht langweilig. So kann man sie vielleicht erst im *Seiza*, dann in der *Samurai-Position* ausführen, und nochmal in der Seitenlage wiederholen.
Es braucht auch nicht immer eine kreisende Bewegung zu sein. Gerade bei sehr verspannten Schultern sind lineare Bewegungen zunächst einfacher und gestatten es dem Empfangenden, von innen her loszulassen.

Die Drehung aus der Rückenlage in die Bauchlage.

Diese Drehung können Sie natürlich nur dann machen, wenn Ihr Behandlungs-platz entsprechend breit ist. Die Position der Wahl ist eine Mischung aus der *Samurai-Position* und der *Standposition*. Die Arme der Empfangenden müssen oberhalb des Kopfes liegen.

Beginnen Sie in der *Standposition* und heben Sie das rechte Bein des Empfangenden bis auf Ihre Hüfthöhe. Lehnen Sie sich leicht nach hinten und es entsteht eine sanfte Dehnung. Ihr Rücken ist dann senkrecht und sie heben das Gewicht des Beines nicht aus Ihren Schultern oder Armen.

Bewegen Sie sich dann seitlich und bringen Sie das Bein der Empfangenden weit auf die andere Körperseite. Wenn Sie über die Mitte weitergehen, setzen Sie sich in die *Samurai-Position*. Rollt der Oberkörper der Empfangenden sich auf den Bauch, bringen Sie das Bein mit einem kleinen Schlenker wieder zurück zur Mittellinie. Dabei heben Sie Ihren Oberkörper wieder leicht an (vorletzte Bild) aus der *Samurai-Position* in die *Standposition*. Zum Schluß sitzen Sie wieder tief auf der linken Ferse in *Samurai-Position*.

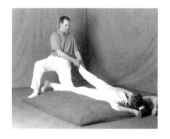

Mit ein bißchen Übung können Sie so auch schwere und große Empfangende in die Bauchlage drehen. Allerdings sollten Sie das vorher üben, bis es Ihnen leicht und flüssig gelingt.

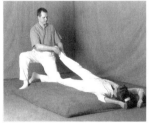
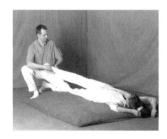
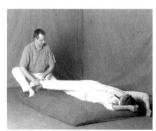
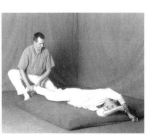
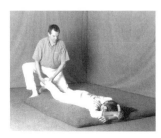
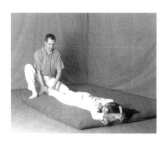

Die Drehung aus der Bauchlage in die Rückenlage.

Natürlich wollen Sie wissen, wie Sie die Empfangende wieder zurückdrehen können. Im Prinzip ist es genauso, nur das andere Bein wird aufgestellt.

Beginnen Sie wieder in der *Standposition*, heben Sie den Fuß bis auf Höhe Ihres Beckens und lehnen Sie sich leicht nach hinten, bis Ihr Rücken senkrecht steht. Dann heben Sie das Bein noch höher und führen es über die Körpermitte zur anderen Seite, bis die Empfangende sich auf den Rücken dreht. Führen Sie dann ihr Bein in einem kleinen Schlenker zurück zur Mittellinie und setzen es ab.

Wie Sie sehen, kommt es dabei nicht zu einer echten *Samurai-Position*. Auch wenn Sie zum Schluß auf der rechten Ferse sitzen, das linke Bein ist für die Samurai-Position zu weit entfernt, die Füße stehen nicht zusammen. Dennoch ist es besser sich zu setzen, als sich aus dem Oberkörper zu neigen.

Im vorletzten Bild ist die Gefahr auf der Körpervorderseite eng zu werden und anzuspannen angedeutet.

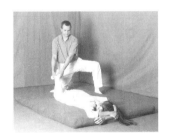 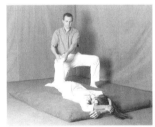 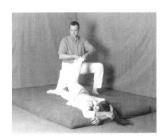

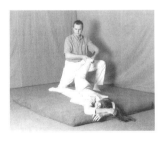 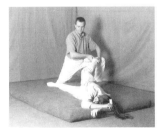 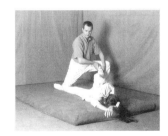

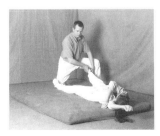 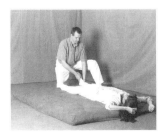 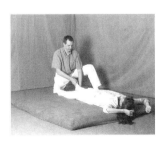

Die Behandlung des Beines im *Seiza*.

Im *Seiza* legt sich der Behandelnde das Bein auf seine Oberschenkel. Dabei unterstützt sein linker Oberschenkel das Knie in der Kniebeuge und der rechte Oberschenkel liegt am unteren Ende der Wade, kurz vor der Achillessehne. Der rechte Arm liegt auf, der rechte Daumen ist dezent auf *Magen 36*.

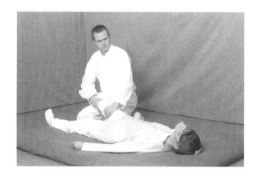

Das rechte Bein der Empfangenden wird leicht nach innen gedreht. Der Behandelnde hebt die linke Hüfte an und sein Oberkörper neigt sich nach rechts. Gleichzeitig rollt er auf seinen Unterschenkeln etwas nach rechts und dabei nimmt er das Bein mit.
Der *Magen-Meridian* wird so gedehnt.

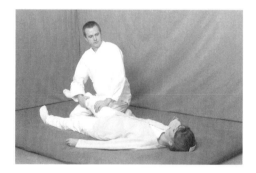

Während die rechte Hand, unterstützt vom Oberkörper, das Bein in der Dehnung hält, kann die linke Hand entlang des Meridians arbeiten. Eine leichte Drehung in der Schulter nach rechts bringt die linke Hand noch besser ins Spiel.

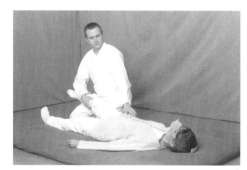

Die rechte Hand des Behandelnden kann auch den Fuß umfassen und ihn sanft nach unten führen. Die rechte Ferse der Empfangenden berührt nicht ganz seinen rechten Oberschenkel.
Wenn er nun auf den Unterschenkeln nach rechts rollt, nimmt er das ganze Bein mit in die Dehnung.

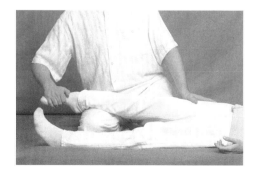

Starke Dehnung, ohne Anstrengung.

Hier hält der Behandelnde die Dehnung nur leicht durch seine Beckenkippung und Oberkörperneigung aufrecht, weil er sich auf die linke Hand konzentriert, die am Meridian arbeitet. Er kann dann durch eine Rechtsdrehung in der Schulter seinen linken Arm und die linke Hand angemessen einsetzen.

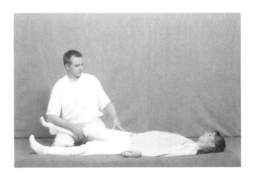

Wenn die linke Hand die Dehnung mit unterstützt, arbeitet sie in die gleiche Richtung wie der gesamte Oberkörper und die rechte Hand. Die Dehnung wird dadurch viel stärker, weil jetzt der Oberkörper noch mehr in die Neigung gehen kann.

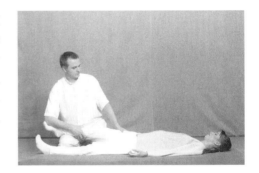

Beides gleichzeitig, eine starke Dehnung und die Arbeit am Meridian, läßt sich erreichen, wenn die rechte Hand den Fuß umfaßt und ihn nach unten führt. Zur Unterstützung rollen beide Unterschenkel nach rechts.
Die linke Hand folgt dem Meridian in seinem Verlauf.

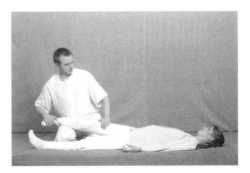

Wenn der Behandelnde das Bein der Empfangenden unter der Kniekehle mit seinem linken Oberschenkel unterstützt und den Fuß mit der Ferse auf den Boden bringt, kann er ihr Bein insgesamt besser nach innen drehen. Ihr Knie sollte dabei nicht über die Körpermittellinie geführt werden.

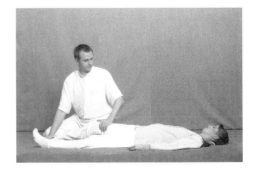

Variationen auf dem *Magen-Meridian*.

Wenn der Behandelnde sich von den Fersen erhebt und kniet, schiebt er mit seinem linken Oberschenkel das rechte Bein der Empfangenden noch weiter in die Innenrotation. Mit der rechten Hand hält er ihren rechten Fuß weiter in der Dehnung.

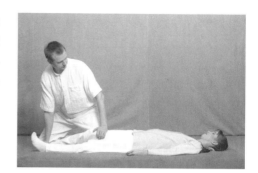

Auch in dieser Position kann der Meridian behandelt werden. Durch die starke Dehnung braucht der Behandelnde nicht viel Druck in seinem linken Daumen. Die eingeschränkte Beweglichkeit des Beckens läßt hier auch nicht viel Unterstützung der linken Hand durch den Oberkörper zu.

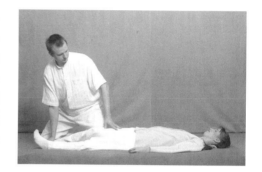

Wenn das Bein der Empfangenden weit genug vorne liegt, ganz nah an den Knien des Behandelnden, ist genug Platz, um mit dem linken Ellbogen den Bereich um *Magen 36* zu behandeln. Da der Ellbogen sehr kräftig ankommt, braucht diese Variation nicht sehr viel Dehnung.

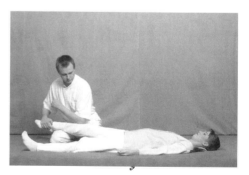

Der Behandelnde kann auch ganz auf die Dehnung verzichten und nur mit seinen Händen arbeiten. Jetzt ist es aber schwierig einen angemessenen Druck auszuüben, weil jeder Druck jetzt nur noch muskulär aus den Armen kommen kann. Diese Haltung ist daher mehr zum Fühlen geeignet.

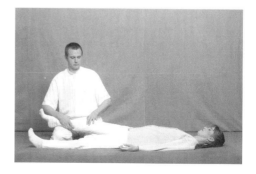

Die Behandlung von *Milz-Meridian* und *Leber-Meridian*.

Wenn das Bein der Empfangenden aus-geklappt auf dem linken Oberschenkel abgelegt wird, kann der linke Unter-arm Kontakt auf ihrem Oberschenkel anbieten. Durch die gleiche Roll- und Drehbewegung nach rechts wie zuvor, wird nun der *Milz-Meridian* und der *Leber-Meridian* gedehnt.

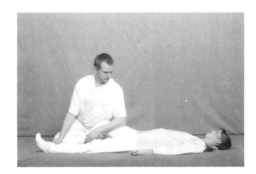

Der linke Unterarm des Behandelnden berührt mit seiner *Yin-Seite* den Ober-schenkel der Empfangenden, direkt oberhalb ihres Knies, und bildet mit seinem linken Oberschenkel eine Ein-heit. Die Dehnung wird durch die Ober-körperbewegung nach rechts hinten aufgebaut.

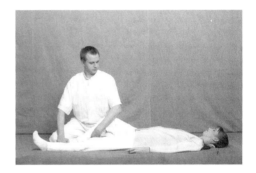

Statt ihr Bein zu dehnen, kann der Be-handelnde diese Lage auch nutzen, um mit seinem linken Ellbogen auf dem *Milz-Meridian* oder *Leber-Meridian* zu arbeiten. Dazu muß er sich mit den Schultern leicht nach vorne links beu-gen. Die rechte Hand hält ihren rech-ten Fuß weiterhin in Dehnung.

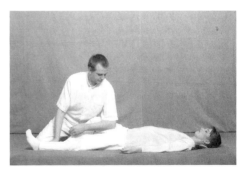

Die Arbeit mit dem Ellbogen läßt sich auch am Unterschenkel fortführen. Der Oberkörper bewegt sich dabei immer so, daß er den linken Ellbogen unter-stützt. Doch ist bei den meisten Emp-fangenden hier Vorsicht geboten, da nur wenige allzu spitzen Druck an dieser Stelle als angenehm erleben.

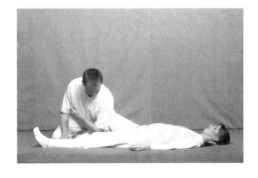

Die Körperdehnung von den Füßen her.

Der Behandelnde sitzt im *Seiza* und faßt die Fersen der Empfangenden. Seine Hände ruhen dabei auf seinen Oberschenkeln, nah an seinen Knien.
Die Dehnung auf der Körperrückseite der Empfangenden erreicht der Behandelnde durch ein Aufrichten des Oberkörpers, dabei bleiben die Arme lang.

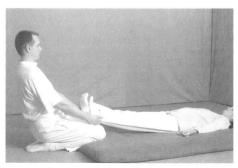

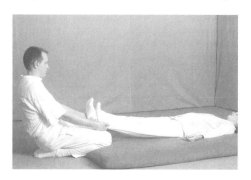

Nicht sehr elegant ist diese Version. Die Arme ziehen mit Kraft und als Kompensation verkürzt sich die Körpervorderseite. Die Muskulatur spannt an und die Atmung stockt.
Die Empfangende merkt mit Sicherheit den Unterschied.

Um die Vorderseite der Beine und des Rumpfes der Empfangenden zu dehnen, greifen hier die Hände von oben und umschließen ihre Fußgelenke oder fassen auf den Spann. Ihre Fersen ruhen auf den Oberschenkeln.
Während der Rückwärtsbewegung des Oberkörpers senken sich die Ellbogen

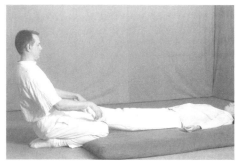

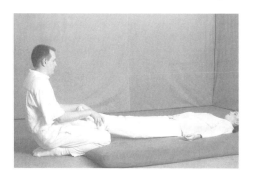

und drücken den Fuß nach unten.
Wenn dagegen der Rücken buckelt und die Atmung stockt, sieht das vielleicht so aus. Die Anstrengung, die hier mit im Spiel ist, überträgt sich auf die Empfangende. Probieren Sie beides einmal aus und wählen Sie dann, welches Ihnen angenehmer ist.

Die Haltung der Hände und des Daumens.

Im *Shiatsu* geben wir durch den Einsatz des Körpergewichtes Druck auf den Körper des Empfangenden ab. Wenn dieser Druck gezielt auf einen Punkt abgegeben werden soll, empfiehlt sich der Einsatz des Daumens.
Der Daumen wird dabei in einer geschwungenen S-Form gehalten. Diese Form ermöglicht es dem Daumen während der Druckausübung leicht zu federn und beweglich zu sein. Die Daumenmuskeln dürfen dabei nur minimal angespannt werden, damit der Daumen entspannt bleibt. Nur ein entspannter Daumen kann wirklich gut fühlen.

Der Daumen in der Form eines geschwungene S ermöglicht es, das Gewicht von oben, aus dem Arm kommend, über die beiden gegenläufigen Kurven bis zur Daumenspitze zu leiten. Die S-Form wird zu 60 % vom Daumengrundgelenk und zu 40 % vom Daumenendgelenk gebildet.

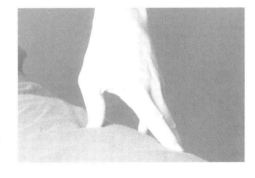

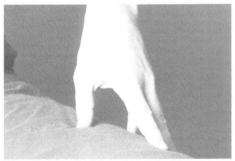

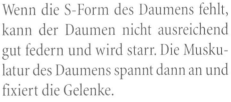

Wenn die S-Form des Daumens fehlt, kann der Daumen nicht ausreichend gut federn und wird starr. Die Muskulatur des Daumens spannt dann an und fixiert die Gelenke.
Der so ausgeübte Druck wird vom Empfangenden oft als zu hart und wenig einfühlsam erlebt.

Bei dieser S-Form übertreibt es das Daumengrundgelenk und schert zu weit seitlich aus. Dadurch entsteht eine große Kurve (oben) und eine kleinere im Daumenendgelenk (unten). Die Belastung ist damit ungleich, der senkrechte Druck ist nicht durchgängig und der Daumen wird schneller ermüden.

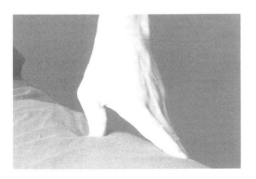

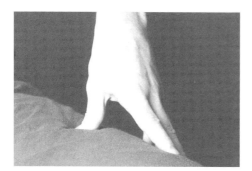

Hier verzichtet das Daumengrundgelenk auf seinen Anteil an der S-Form.
Das Daumenendgelenk beugt sich dagegen zu stark und wird stark belastet.
Der senkrecht von oben kommende
Druck kann so nicht mehr senkrecht
bis in die Daumenspitze fortgesetzt
werden.

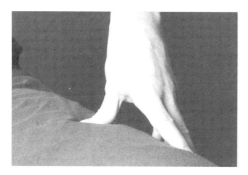

Wenn das Daumengrundgelenk sogar
nach innen ausweicht, entsteht eine
noch größere Kurve ohne Gegenläufigkeit. Die senkrecht auftreffende
Kraft muß dabei quasi um die Ecke
geleitet werden. Das belastet die Gelenke, die zu ihrem eigenen Schutz angespannt und hart werden.

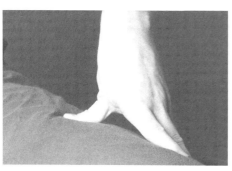

Wenn der senkrechte Druck dann dazu
kommt, kann dieser gar nicht mehr bis
in die Daumenspitze geleitet werden.
Das Daumengrundgelenk kommt in
eine ausweglose Lage und der Behandelnde ist dabei, sich dieses Gelenk
ernsthaft zu schädigen.

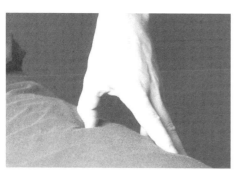

Die einseitige Kurve, ohne eine Gegenläufigkeit, kann natürlich auch zu der
anderen Seite ausgeführt werden. Weil
hierbei die Daumenmuskeln über die
Maßen anspannen und kein Federn
zulassen, kann in dieser Position nicht
viel Druck ausgeübt werden, ohne das
der Daumen schmerzt.

Die Richtung der Kraft.

Der Gewichteinsatz im Shiatsu bringt
die Kraft bis in die Daumenspitze. Je
geradliniger dies geschieht, umso weniger treten schräg abweichende Kraft-
verluste auf. Wenn die Kraft mit Leichtigkeit in der Daumenspitze ankommt,
wird nicht so viel Gewichteinsatz be-
nötigt.

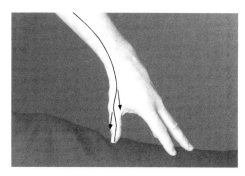

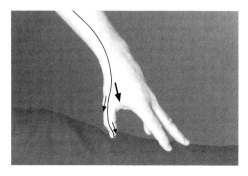

Wenn der Druck in seinem linearen
Verlauf mehreren Schwüngen folgen
muß, verliert er auf seinem Weg seine
Kraft. Eigentlich verliert er sie nicht
wirklich, sie kommt nur nicht in der
Spitze an und tritt in der Hand als
Spannung auf. Dies erfordert eine hohe
Stabilisierung durch Muskeleinsatz.

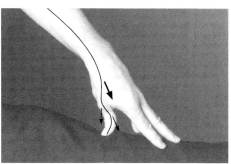

Je gebogener die Schwünge sind, umso
stärker ist die Verteilung der Kraft in
verschiedene andere Richtungen. Es
kommt immer weniger im Daumen an,
der Gewichteinsatz wird immer größer, die Anspannung im Daumen steigt,
und dann spürt der Daumen irgend-
wann nur noch seine eigene Spannung.

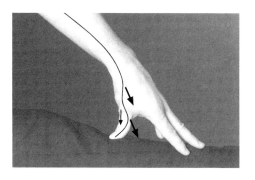

Hier sieht man deutlich, wie die Haupt-
richtung der Kraft kaum noch vom
Daumenendgelenk bis in die Daumenspitze umgelenkt werden kann. Um
dennoch einen Druck beim Empfangenden zu erzeugen, muß sehr viel
mehr Gewicht eingesetzt werden, welches die Daumengelenke belastet.

Die folgenden Handstellungen sind alle nicht empfehlenswert.

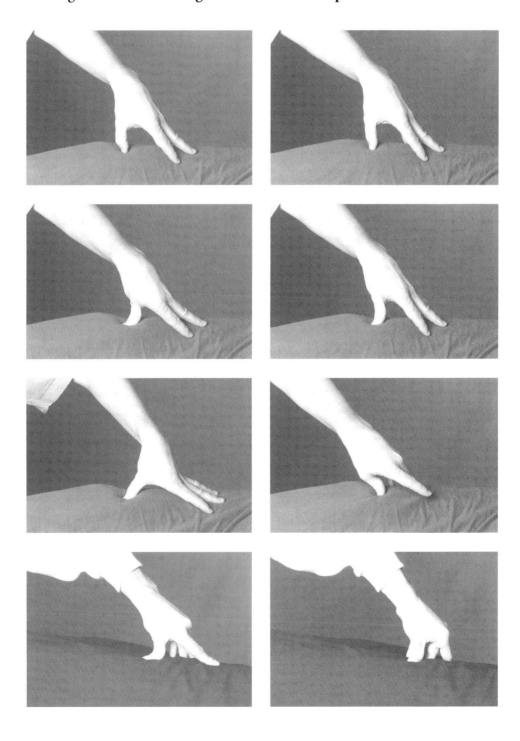

Die veränderte Stellung des Handgelenks.

Der Daumen kann im Shiatsu nicht immer in direkter Verlängerung des Unterarms eingesetzt werden. Wenn das Handgelenk abknickt entsteht ein Winkel, in dem die Kraft des Gewichtes in einem Bogen eingesetzt werden muß. Trotzdem bleibt der Daumen seiner S-Form treu.

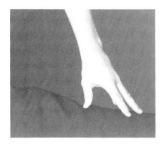 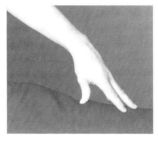 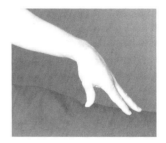

Die Spreizung des Daumens.

Die S-Form des Daumens ergibt sich am besten, wenn der Daumen in einem Winkel von 30° bis 45° zum Zeigefinger gehalten wird.

Wird der Winkel zu groß gewählt, spannt das Daumengrundgelenk zu sehr an und kann nicht mehr angemessen zur S-Form beitragen. Der von oben kommende Druck wird auch gar nicht mehr wirkungsvoll auf den Daumen übertragen.
Wird der Winkel zu klein gewählt, tritt ebenfalls eine Anspannung im Daumengrundgelenk auf, die sich unter Druck bis in das Handgelenk fortsetzt.

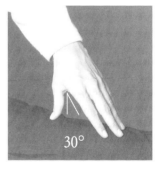

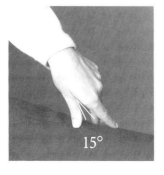 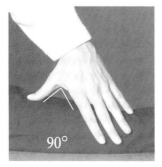 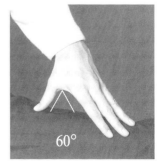

Die Leichtigkeit des Kontakts.

Stellen Sie sich einmal vor, Ihre Knochen wären wie Teleskop-Antennen, die
sich verlängern könnten. Der Unterarm
fährt teleskopartig aus, das Handgelenk
wird im Gelenkspalt offen, die Knochen
der Hand bis in die Daumenspitze fah-
ren der Länge nach ein klein wenig auseinander. Natürlich können die Kno-

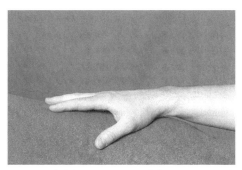

chen dies nicht wirklich, es ist aber so ein Gefühl. Dieses Gefühl nenne ich
Präsenz. Es fühlt sich an, als wären alle Körperzellen in meinem Arm wie kleine
pralle Kugeln, die die Bewegung aus meinem Oberkörper einfach durchlässig
durch den ganzen Arm und die Hand an den Empfangenden weitergeben. Während diese „Kugelzellen" die Bewegung des Oberkörpers weiterleiten, wird die
Bewegung in keinster Weise aufgefangen oder gehemmt.

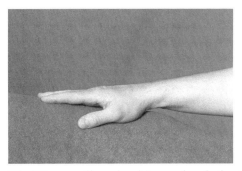

Natürlich können Sie sich auch das
Umgekehrte vorstellen. Stellen Sie sich
vor, alle Körperzellen in Ihrem Arm
und in Ihrer Hand ziehen sich zusammen wie trockene Reiskörner. Diese
Kompression der Hand ist für den
Empfangenden deutlich spürbar. Fragen Sie ihn, was ihm angenehmer ist.

Die Körperzellen absobieren durch ihr Zusammenziehen ein Großteil der einge-
setzten Kraft. Der Druck aus dem Oberkörper wird nun im Arm „geschluckt"
und nicht vollständig weitergegeben.

Um nun mit dem gleichen Druck im Punkt des Kontaktes zu arbeiten, muß der
Behandelnde mehr tun. Er kann mehr Körpergewicht verlagern, um mehr Kraft
zur Wirkung zu bringen. Oder er kann mehr muskulär drücken, um im Kontakt-
punkt verstärkter anzukommen. Die meisten bevorzugen eine Mischung aus
beidem. Beides bedeutet aber mehr Aufwand und damit schnelleres Ermüden.
Die Fähigkeit der Hände, sensibel zu empfinden, nimmt dabei ab.

Präsenz ist der Schlüssel, sowohl in der Haltung des Oberkörpers, als auch der
Arme, Hände und Finger. Sie ermöglicht die Leichtigkeit des Kontakts im Shiatsu.

Die Präsenz im Kontakt.

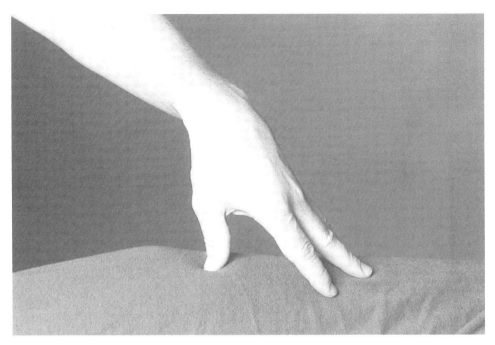

Wenn Sie diese Präsenz in den Händen ausprobieren, konzentrieren Sie sich auf den Finger, der den Druck erzeugen soll. In diesem Beispiel ist es der Daumen. Sie können die Bewegung der Schulter über den Arm bis in die Daumenspitze laufen lassen und achten darauf, daß die ganze Strecke frei ist und keine Kompression entsteht. Der Arm und die Hand fühlen sich leicht an, die Muskulatur ist größtenteils entspannt.

Wenn Sie nun eine Bewegung aus Ihrer Körpermite, dem *Hara*, finden, wird sich diese bis in Ihren Daumen übertragen. Dies ist gemeint, wenn es heißt, die Bewegung soll aus dem *Hara* kommen.

Durch den Einsatz der Körpermitte wird dreierlei erreicht:

1. Der Körper ist in seiner Gesamtheit angesprochen und bewegt sich so, daß am gewünschten Platz Druck entsteht.
2. Durch die Beteiligung sehr vieler Muskelgruppen muß der einzelne Muskel nur eine geringe Leistung bringen und bleibt entspannter.
3. Durch die relativ entspannte Muskulatur bleiben die afferenten Nervenbahnen für sensible Informationen frei, anstatt durch propriozeptive Informationen aus den tiefen Muskelschichten und den Gelenken besetzt zu sein.

Der neurophysiologische Zusammenhang.

Wenn die Hände entspannt sind während sie Druck weitergeben, nehmen sie mehr sensorische Informationen durch die afferenten Leitungsbahnen des Nervensystems auf. Diese Nervenbahnen können aber immer nur eine Information zu einer Zeit übermitteln.

Machen Sie einen kleinen Test. Berühren Sie mit einem Finger verschiedene Gegenstände aus unterschiedlichem Material, die gerade in Ihrer Reichweite sind. Tun Sie dies bitte kurz, aber mit sehr viel Druck. Sie können nun empfinden, wie fest die unterschiedlichen Gegenstände sind. Was können Sie aber über die Oberfläche, die Temperatur, die Glätte des Materials usw. sagen? Vermutlich nicht viel. Denn durch Druck werden in den tiefen Gewebeschichten und in den Gelenkbereichen Propriozeptoren aktiviert. Diese messen sehr genau den Druck und Zug im Körper und übermitteln unserem Gehirn ein Gefühl des Widerstands in unseren Körperteilen.

Auch wenn Sie jetzt die Augen schließen, können Sie ohne Hinzusehen genau sagen, wie Ihre Hände gerade daliegen. Wenn Sie Ihre Hände leicht bewegen, verstärkt sich Ihr Eindruck noch, weil die Menge der propriozeptiven Information durch die Bewegung erhöht wird.

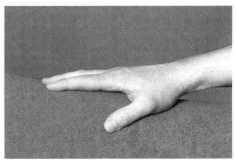

Wenn aber die sensorischen Nervenbahnen damit beschäftigt sind, tiefengewebsspezifische Informationen weiterzuleiten, können sie gleichzeitig nicht taktile Informationen senden. Also fühlen Sie bei starkem Druck nur sich selber und darüber den groben Widerstand des Materials, an dem Sie sich gerade abarbeiten. Sie erhalten aber gleichzeitig keine Informationen über weitere feinere Eigenschaften des Gegenstands, den Sie berühren.

Wenn Sie Informationen über Ihren eigenen Körper erhalten wollen, hilft Ihnen die Anspannung. Wollen Sie dagegen taktile Informationen durch Berührung erfahren, verhindert die eigene Körperanspannung dies. Um diese neurophysiologische Grundlage kommt kein Shiatsu-Praktiker herum. Daher ist es so wichtig, sich mit möglichst wenig Anspannung und möglichst viel *Präsenz* und Leichtigkeit am Körper des Empfangenden zu bewegen.

Mutterhand und Sohnhand

Im Shiatsu können beide Hände unterschiedliche Aufgaben haben. Eine Hand wird zur *Mutterhand* und hat die Aufgabe einen nährenden, vertrauensvollen, beschützenden Kontakt herzustellen. Die zweite Hand wird zur *Sohnhand* und ist fordernd, neckend, spielerisch und verteilend. Beide stehen in einer Beziehung zueinander.

Die *Mutterhand* wird bevorzugt auf einer Körperstelle plaziert, die bedürftig erscheint und an der wenig Energie spürbar ist (*Kyo*). Die *Sohnhand* „spielt" in der Nähe, bevorzugt an Körperstellen, die gespannt und verhärtet sind (*Jitsu*). Beide halten durch sanfte Dehnung Kontakt zueinander. Während die *Mutterhand* mit viel Druck arbeitet, der überwiegend konstant ist, wechselt die *Sohnhand* häufiger die Position und arbeitet mit weniger Druck.

Die Erfahrung mit dieser Arbeitsweise ist, daß durch die *Sohnhand* Energie durch sanfte Bewegungen in angespannten Bereichen freigesetzt wird. Und gleichzeitig fließt die Energie zu der bedürftigen Stelle, wenn diese im nährenden Kontakt durch die *Mutterhand* gehalten wird. Dieser Ausgleich fließt im Körper des Empfangenden, nicht durch die Arme des Behandelnden. Unterstützt wird dieser Prozeß durch Dehnungen, Rotationen und ein *rhythmisches Arbeiten*.

Das gleiche Prinzip von *Mutter-* und *Sohnhand* kann auch für die Meridianarbeit eingesetzt werden. Hier hat die *Mutterhand* auch die Aufgabe den nährenden Kontakt zu halten und die *Sohnhand* arbeitet entlang des Meridians. Bei der dadurch in Bewegung kommenden Energie geht es meistens darum, sie im Meridianverlauf in Bewegung zu bringen.

In der *Push-Pull-Technik* wird eine gegenläufige Bewegung ausgeführt. Dabei bezeichnet man meistens die Hand, die zieht (*Pull*), als die *Mutterhand*, und die andere, die gegenhält (*Push*), als *Sohnhand*. Dies deswegen, weil die tiefergehende und fordernde Aktivität vom Sohn ausgeht. Eine Energieverteilung zwischen den beiden Händen steht in der *Push-Pull-Technik* nicht im Vordergrund.

Die *Mutterhand* und *Sohnhand* kann also ganz unterschiedlich eingesetzt werden. Wichtig ist aber immer, daß sie in Beziehung zueinander stehen. Dies ist ein ganz wesentliches Merkmal von Shiatsu und unterscheidet Shiatsu klar von der Akupressur.

Die *Push-Pull-Technik.*

Die *Push-Pull-Technik* habe ich ja schon an verschiedenen Stellen dieses Buches vorgestellt, wenn es um die einzelnen Positionen ging. Hier möchte ich nochmal das Wesentliche dieser Technik zusammenfassen.

Die *Push-Pull-Technik* ist eine besondere Technik der Dehnung. Beide Hände arbeiten gegenläufig. Während eine Hand in einer Richtung zieht oder schiebt (*Pull*), hält die andere für kurze Zeit dagegen (*Push*). So entsteht innerhalb einer Bewegung ein besonderer Moment der Dehnung.
Diese Bewegung kann kreisförmig oder auch linear angelegt sein. Ein Beispiel für eine kreisförmige *Push-Pull-Technik* war das *Flügelputzen*. Wie schon ausführlich dargestellt, kann es in zwei Rotationsrichtungen ausgeführt werden.
Beispiele für die lineare *Push-Pull-Technik* habe ich bei den Dehnungen des Armes in Seitenlage in der *Samurai-Position* dargestellt.
Auch die Behandlung eines Meridians läßt sich in der *Push-Pull-Technik* ausführen. Zum Beispiel bei dieser Dehnung des *Magen-Meridians*.

Die rechte Hand des Behandelnden hält die Dehnung aufrecht. Gleichzeitig rollen die Unterschenkel rhythmisch bei jedem *Push* sanft nach rechts und unterstützen die Dehnung (*Pull*).
Der Zug kommt also nicht von den Händen her. Die rechte Hand setzt nur einen zusätzlichen Impuls und forciert die Dehnung.

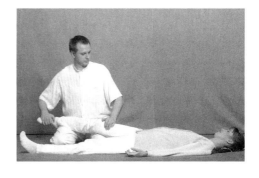

Im gleichen Rhythmus setzt nun die linke Hand Akzente im Verlauf des *Magen-Meridians*. Die rechte Hand spannt also die Seite, und die linke zupft sie an.

Probieren Sie folgendes aus: Gehen Sie auf diese Weise zehn mal den *Magen-Meridian* auf einer Seite entlang. Dann behandeln Sie auf der anderen Seite den *Magen-Meridian* genauso lange, aber ohne *Push-Pull-Technik*. Fragen sie bei dem Empfangenden nach, welchen Unterschied dies für ihn machte. In der Regel wirkt das *rhythmische Arbeiten* in der *Push-Pull-Technik* sehr viel stärker anregend und energieverteilend, als ohne diese Technik. Es empfiehlt sich daher für die Meridianarbeit, wenn die Meridiane im angespannten Zustand (*Jitsu*) sind.

Die drei Arten der Dehnung.

Im Shiatsu unterscheide ich drei Arten der Dehnung:

1. **Konfluenz**

2. **Opposition**

3. **Koalition**

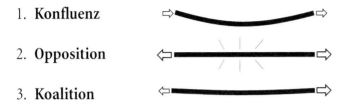

Zur Verdeutlichung stellen Sie sich bitte zwei Mannschaften beim Seil-Ziehen vor. *Konfluenz* nenne ich es, wenn die eine Mannschaft sich ohne echten Widerstand von den anderen herüberziehen läßt. *Opposition* liegt vor, wenn beide Mannschaften sich ins Zeug legen und etwa gleichstark sind. *Koalition* ist für mich, wenn eine Mannschaft zwar Widerstand leistet, aber als die schwächere Seite von den anderen herübergezogen wird. Schematisch läßt sich das so wie oben darstellen.

Eine Dehnung im Shiatsu ist dann *konfluent*, wenn zwischen den beiden Punkten der Dehnung der eine Punkt sich auf den anderen zubewegt und es dadurch zu keiner echten Dehnung mehr kommt. Eine starke Dehnung entsteht in *Opposition*, wenn beide Punkte gleichstark voneinander weg ziehen. Bei der Dehnung in *Koalition* beginnen beide Punkte gleichstark, dann aber bewegt sich der eine unter Aufrechthaltung einer leichten Dehnung auf den anderen zu.
Diese drei Arten der Dehnung werden ganz gerne als Variation bei der Nackenarbeit eigesetzt. Die linke Hand führt die Schulter in Richtung des Beckens. Die rechte Hand kann jetzt:

1. den Kopf nach links mitführen, es kommt zu keiner echten Dehnung;
2. den Kopf nach rechts führen und eine starke Dehnung erzeugen;
3. Den Kopf zwar etwas nach rechts führen, ihn dann aber in Dehnung haltend etwas nach links nachgeben.

Natürlich finden Sie diese drei Arten der Dehnung immer wieder im Shiatsu. Die *konfluente* ist keine echte Dehnung, sie wird daher da eingesetzt, wo eine echte

Dehnung zu scharf wäre. Die *oppositionelle Dehnung* wird dann gewählt, wenn eine starke Dehnung verlangt ist. Die *koalierende Dehnung* liegt dazwischen und kann dosieren, wieviel sie nachgibt oder dagegenhält. Daher wird diese Form der Dehnung von den Empfangenden meistens als die angenehmste erlebt. Sie ist mir als Behandelnder auch die liebste, weil sie mir ermöglicht sehr angemessen auf die Körperstelle, die ich gerade dehne, einzugehen.

Die *Push-Pull-Technik* kennt alle drei Formen der Dehnung und mischt sie teilweise, sodaß sie einzeln gar nicht mehr ohne weiteres erkennbar sind.

Das rhythmische Arbeiten.

In der *Push-Pull-Technik* kann es zu durchaus kräftigen Eindrücken auf dem Meridian kommen, besonders dann, wenn in *Oppositionstechnik* gearbeitet wird. Der Behandelnde sollte darauf achten, es nicht schmerzhaft zu gestalten. Dabei hilft das *rhythmische Arbeiten*.

Wenn in einem für den Empfangenden klar erkennbaren Rhythmus gearbeitet wird, erwartet dieser den nächsten Kontakt und stellt sich darauf ein. Und der Moment der Dehnung und des Ankommens auf dem Meridian ist zeitlich sehr kurz und auch dadurch besser tolerierbar. Außerdem schwingt sich der Behandelnde auf einen Rhythmus ein, der ihn mit dem Empfangenden noch mal auf eine andere Art in Kontakt bringt, etwa so, wie man zusammen tanzt. All dies gestaltet das Shiatsu effektiver.

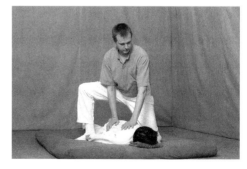

Ich benutze das *rhythmische Arbeiten* immer dann sehr gerne, wenn ich an einem Meridian oder einem Gelenksbereich in energetisch vollem Zustand (*Jitsu*) arbeite. Die Energie wird dadurch stark mobilisiert und kann anschließend in die bedürftigen Bereiche (*Kyo*) fließen.

Und auch *Kenbiki*, die Schaukeltechnik, wie hier am Rücken dargestellt, ist eine Form des *rhythmischen Arbeitens*. Ebenso *Ampuku*, die *rhythmische Arbeit* am *Hara*. Leider läßt sich dies in Bildern nicht besser darstellen. Sie müssen es praktisch erfahren und seine Wirkung kennenlernen.

Vergleichende Darstellung der vier Grundpositionen.

Seiza / Fersensitz

Vorteile:	• Wenig anstrengend für den Behandelnden
	• Gut zentriertes Sitzen möglich
	• Empfehlenswert bei leichter & sanfter Arbeit
Nachteile:	• Becken nur eingeschränkt beweglich
Variationen:	• Ein Knie seitlich nach außen stellen und Gewicht über dem anderen Bein zentrieren; bringt Beweglichkeit ins Becken
	• Einen Fuß flach aufstellen; Becken dann allerdings nur noch eingeschränkt beweglich.

Krabbelposition

Vorteile:	• Bringt sehr viel Gewicht in die Hände
	• Kann lange ermüdungsfrei angewendet werden
Nachteile:	• Becken nur horizontal beweglich
Variationen:	• *Standposition* mit einem aufgestellten Fuß
	• *Diagonale Krabbelposition*, eine Hand und ein Knie vorgezogen

Samurai-Position

Vorteile:	• Viele Variationsmöglichkeiten
	• Große Spannweite zwischen den Händen
	• Größte Bewegungsfreiheit des Oberkörpers
Nachteile:	• Anstrengend für den Behandelnden, muß daher geübt werden
Variationen:	• Nur einen Fußballen aufstellen, den anderen Fuß mit dem Spann auf den Boden bringen
	• Abstand der Knie zueinander variieren, mit dem Knie arbeiten
	• Becken abwechselnd über die rechte und linke Ferse bringen

Froschposition

Vorteile:	• Sehr tiefsitzendes Becken ermöglicht das Arbeiten unter dem Empfangenden
Nachteile:	• Becken nur sehr eingeschränkt beweglich
	• Bei seitlichen Bewegungen krümmt sich die Wirbelsäule
Variationen:	• *Seitsitz*; ein Bein oder beide Beine ausstrecken

Zum Schluß.

Wenn Sie dieses Buch bis hierhin durchgearbeitet haben, sind Sie vielleicht um ein paar Ideen reicher, wie Sie Ihre Körperhaltung und Ihre Bewegungen im Shiatsu verbessern können. Es bedarf der geduldigen Übung und Auseinandersetzung mit seinem eigenen Körper, um sich an eine verbesserte Körperhaltung heranzuführen. Dafür müssen alte Bewegungsmuster überprüft und gegebenenfalls verändert werden.

Dieses Buch gibt Ihnen einen Überblick über das, was idealerweise möglich ist. Aber wer bewegt sich schon ideal? Ein Ideal ist zunächst eine theoretische Größe, der man sich annähern kann, die aber nur die wenigsten praktisch erreichen werden. Diese Annäherung ist es, zu der ich Sie ermuntern will.

Wenn Sie sich dabei Unterstützung wünschen, besuchen Sie Kurse bei Shiatsu-Instituten, die sich speziell mit Körperhaltung und Bewegung im Shiatsu auseinandersetzen. Ich persönlich biete Kurse im *Rheinischen Shiatsu Institut RSI* in Aachen an und auf Einladung bei anderen Instituten. Ein aktuelles Programm sende ich Ihnen auf Anfrage gerne zu. Richten Sie Ihre Anfrage bitte an das

Rheinische Shiatsu Institut   Alfonsstr. 47   52070 Aachen
Tel.: 0241- 99 777 00   e-mail: info@greinus.de

Es gibt noch andere Angebote, die Sie für sich prüfen könnten, wenn Sie sich mit Ihrem Körper weitergehend auseinandersetzen wollen. *Feldenkrais*, *Alexander-Technik*, *Tai Chi Chuan*, *Zilgrei* und auch *Yoga* bieten Möglichkeiten dazu. Prüfen Sie allerdings das jeweilige Angebot in Ihrer Nähe, es hängt in seiner Qualität oft vom Lehrer ab, den Sie finden können.

Wenn Sie mit Ihrer Körperhaltung zufrieden sind, dann vergessen Sie bitte nicht ganz mit dem Herzen dabei zu sein. ***Ohne das, ist es nichts!***

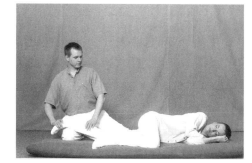

Holger Greinus, Mai 2000

Danksagung

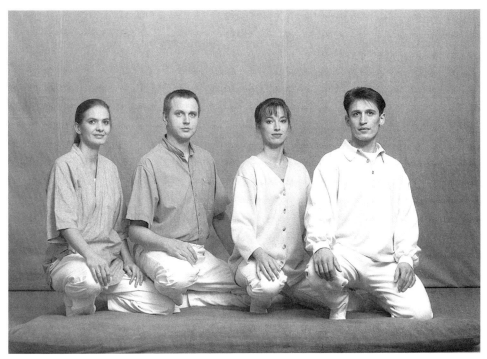

Das Team des RSI 1998 (v.l.n.r.): Anke Blöcher, Holger Greinus, Cornelia Averdung, Wolfgang Brodeßer.

Mein herzlichster Dank geht an meine KollegInnen vom **Rheinischen Shiatsu Institut RSI**, **Anke Blöcher**, Köln, **Cornelia Averdung**, Köln, und **Wolfgang Brodeßer**, Düsseldorf. Drei Tage lang haben wir über 1500 Aufnahmen gemacht und wurden nicht müde, uns immer wieder in eine gute Position zu bringen.

Christian Ahrens aus Köln war der Profi hinter der Kamera, Beleuchter und Filmewechsler in einer Person. **Cécile Baldus**, Aachen, sorgte für unser ungewöhnlich gutes Aussehen. Und meine Frau, **Susanne Kindermann**, versorgte uns während der harten Arbeit vor der Kamera mit Köstlichkeiten und las später mit spitzem Stift das Manuskript.

Jochen Rohner, Aachen, entwickelte die Filme. **Herr Wiesner**, **Herr Egger**, **Herr Berner** und seine Kollegen vom Staats-Verlag in Wuppertal, sorgten dafür, daß dieses Buch den richtigen Druck bekam.

Und **Alfred und Liane Greinus** machten auf ihre Art dieses Buch möglich.

Ein ganz besonderer Dank gilt auch meinen Lehrern im Tai Chi Chuan, Meister **K.H. Chu**, London und **Andreas Heyden**, Köln. Sie werden seit Jahren nicht müde meine Haltung immer wieder zu korrigieren.

Mein Dank gehört ebenso meinen Schülern und den Klienten in meiner Praxis. Sie ermöglichen mir zu lernen und aus der lebendigen Vielfalt der Phänomene zu schöpfen und immer wieder Neues zu entdecken.

Gewidmet habe ich dieses Buch **Ron de Koning**. Von ihm habe ich sehr viel im Shiatsu gelernt. Seine Art, sich mit Leichtigkeit am Körper des anderen zu bewegen, hat mich tief beeindruckt. Wäre er nicht so früh gestorben, er hätte ein Buch wie dieses ebenso schreiben können.

Glossar

Ampuku   invasive Schaukeltechnik am Bauch

Flügelputzen   Technik zur Lockerung des Schulterblattes

Froschposition   Eine der vier Grundpositionen

Hara   Das Kraftzentrum im Unterbauch, ca. 3 fingerbreit unterhalb des Nabels

Hocke   Eine selten anwendbare Variation der Samurai-Position

Intuition   Fähigkeit des unmittelbaren Zugangs zu komplexen Phänomenen

Jitsu   Der Zustand energetischer Fülle

Kenbiki   Schaukeltechnik, bevorzugt am Rücken

Koalition   Eine der drei Arten der Dehnung

Konfluenz   Eine der drei Arten der Dehnung

Krabbelposition   Eine der vier Grundpositionen

Kyo   Der Zustand energetischer Leere

Magen 36   Ein Punkt unterhalb des Knies auf dem Magen-Meridian

Mutterhand   Die Hand, die nährend Kontakt hält, im Gegensatz zur Sohnhand

Niere 1   Der Anfangspunkt des Nieren-Meridians auf der Fußsohle

Opposition   Eine der drei Arten der Dehnung

Präsenz   Die Fähigkeit des Körpers vollkommen anwesend zu sein

Push-Pull-Technik   Eine gegenläufige Technik der Rotation oder Dehnung

Rhythmisches Arbeiten   Gleichmäßige Wiederholung einer Technik im Takt

Samurai-Position   Eine der vier Grundpositionen

Seitsitz   Eine Variation der Froschposition

Seiza   Eine der vier Grundpositionen

Sensorische Integration   Therapeutisches Verfahren zur Stimulierung der neurologischen Vernetzung in Ergotherapie und Physiotherapie

Sohnhand   Die Hand, die verteilend arbeitet, im Gegensatz zur Mutterhand

Standposition   Eine beliebte Variation der Krabbelposition

Tai Chi Chuan   Chinesische Bewegungskunst, die in einer Form geübt wird

Yang-Seite   Die Seite am Körper, auf der die Yang-Meridiane entlang laufen

Yin-Seite   Die Seite am Körper, auf der die Yin-Meridiane entlang laufen

Yoga   Indische Tradition der Körperübung und geistigen Konzentration

Notizen

Meridian / Thema	Position des Klienten	Seitenangabe
Gallenblase	Bauchlage	86, 99
	Rückenlage	97
	Seitenlage	85, 100
Leber	Rückenlage	52 ff, 117
	Seitenlage	91, 101
Lunge	Rückenlage	70
Dickdarm	Rückenlage	79
Dreifacher Erwärmer	Rückenlage	63, 80, 87, 89
	Seitenlage	40, 77, 80
Herz-Kreislauf	Rückenlage	58, 92
	Seitenlage	75
Blase	Rückenlage	87
	Bauchlage	54, 59, 64 – 67, 72
Niere	Seitenlage	101
	Bauchlage	55
Dünndarm	Rückenlage	56 ff, 82
	Seitenlage	77 ff
Herz	Rückenlage	56 ff
	Seitenlage	78
Magen	Rückenlage	39, 48 – 51, 73, 114 – 116
	Seitenlage	86, 101
	Bauchlage	73, 85
Milz	Rückenlage	52 ff, 98, 117
	Seitenlage	91, 101
Drehung Rückenlage in Seitenlage		102 – 106
Flügelputzen	Seitenlage	107
Schulterrotation	Seitenlage	60 ff, 108 – 111
Armdehnung Yang-Meridiane	Rückenlage	89
Schulterrotation und Armdehnung Yin-Meridiane	Rückenlage	70
Schulterdehnung	Rückenlage	83
Armdehnung Yin-Meridiane	Seitenlage	78
Hüftrotation	Rückenlage	69, 94 – 96
Kopf-, Nackenbehandlung	Rückenlage	43
„Bärengang"	Bauchlage	66